健康产业 MBA 系列教材

AN INTRODUCTION TO
HEALTH

健康概论

U0211153

邢以群　◎主编

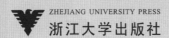

ZHEJIANG UNIVERSITY PRESS
浙江大学出版社

图书在版编目（CIP）数据

健康概论 / 邢以群主编. — 杭州 ：浙江大学出版
社，2021.9
ISBN 978-7-308-21615-9

Ⅰ．①健… Ⅱ．①邢… Ⅲ．①健康教育－基本知识
Ⅳ．①R193

中国版本图书馆CIP数据核字(2021)第156134号

健康概论

邢以群 主编

责任编辑	朱 玲
责任校对	王 波
装帧设计	春天书装
出版发行	浙江大学出版社
	（杭州市天目山路148号 邮政编码 310007）
	（网址：http://www.zjupress.com）
排 版	杭州林智广告有限公司
印 刷	浙江省邮电印刷股份有限公司
开 本	787mm×1092mm 1/16
印 张	12
字 数	230千
版 印 次	2021年9月第1版 2021年9月第1次印刷
书 号	ISBN 978-7-308-21615-9
定 价	49.00元

前 言
FOREWORD

一

2016 年 8 月，习近平总书记在全国卫生与健康大会上强调：没有全民健康，就没有全面小康。2017 年 10 月 18 日，习近平总书记在党的十九大报告中指出："人民健康是民族昌盛和国家富强的重要标志。要完善国民健康政策，为人民群众提供全方位全周期健康服务。"根据世界卫生组织的调研分析，影响健康的主要因素是生活方式。而采取怎样的生活方式，则在很大程度上取决于国民的健康素养。

2008 年，卫生部发布了《中国公民健康素养——基本知识与技能（试行）》，明确了我国居民应该具备的基本健康知识和理念、健康生活方式与行为、健康基本技能。2014 年，国家卫生和计划生育委员会启动健康素养内容修订工作，并于 2015 年 12 月 30 日发布了《中国公民健康素养——基本知识与技能（2015 年版）》，2017 年 3 月又编写了《中国公民健康素养——基本知识与技能释义（2015 年版）》，对健康素养 66 条进行了简明扼要的阐释。

为了对公众的健康素养进行判断和评价，卫生部同时发布了"全国居民健康素养监测调查问卷"（共 56 题），并于 2008 年首次在全国 31 个省区市对 8 万人进行了健康素养调查（测试），于 2009 年 12 月 18 日公布调查结果：中国公众具备健康素养的总体水平为 6.48%，即每 100 人中不到 7 人具备健康素养。

卫生部根据专家意见制定的公民具备健康素养的标准，只要求一位公民能够准确回答 80% 以上的问题，就认为他具备了健康素养。根据这些标准，中国最近一次调查中国公民的健康素养是在 2017 年。结果表明，2017 年中国居民健康素养水平为 14.18%，也就是每 100 名中国公民中，约有 14 人具有健康素养。这一方面说明，经过健康（科学）传播，在近 9 年的时间内，中国具有健康素养的公众已经成倍增加；另一方面也表明，中国公民健康素养的提升任重道远。

2018 年，国家发布了《健康中国行动（2019—2030 年）》，细化落实了 15 项专项行动，共提出 124 项主要指标，包括结果性指标、个人和社会倡导性指标、政府工作性指标。个人的指标有很多，但主要是要在未来 10 多年内大幅提升中国人的健康素养，争取到 2022 年和 2030 年，全国居民健康素养水平分别不低于 22% 和 30%。

二

随着"健康中国"战略的提出，社会上越来越多的企业开始涉足健康产业，越来越多的有识之士也选择了健康产业作为创新创业的重要领域。但健康产业作为一个新兴产业，不仅需求巨大，而且与生命相关，是一个政府强管制的知识密集型产业，如果没有一定的健康专业知识，就不可能成为一名合格的从业人员。

为此，我们编写了《健康概论》这一本教材，对健康及其主要的影响因素进行了基本的阐述，以期让那些非医学相关专业毕业的健康产业从业人员，能够通过学习和掌握有关健康的基本知识，从而提高其经营的专业性和创新创业的成功率。同时也为学校开展健康教育、关注健康的社会各界人士了解健康相关知识提供入门教材。

本教材共分四章，系统介绍了影响人类健康的基本因素。第一章主要阐述了健康的含义以及健康的标准，介绍了理解健康所必须知道的人体系统知识，概述了影响健康的主要因素；第二章从人体所需的营养着手，介绍了饮食与健康的关系，以及健康饮食的基本知识；第三章阐述了运动与健康的关系，介绍了常见的运动方式，并对如何根据个体情况进行科学健身提供了具体的方法；第四章着重介绍心理健康的生理机制，对几种常见的心理疾病进行了描述，并介绍了国内心理健康服务开展情况，以及关于如何保持心理健康的一些积极心理学相关知识。

三

本教材的写作经历了一个反复的过程。因为作者只是近年才开始进入医疗健康商学教育领域，因此最初的想法是找一本现成的教材。但一年多下来，发现社会上有关健康的教材基本上是专业性的教材，例如，专门讲营养或运动或心理健康的教材，缺少入门级的综合性介绍健康影响因素、通俗易懂的教材。另外，尽管社会上也不乏介绍健康的书籍，但这些书籍大多通俗，缺少教材应有的科学性和系统性。为此，我们曾尝试委托专业人士来编写入门教材，却发现他们要么没有时间来编写教材，要么就是写出来的内容非常专业难懂。

无奈之下，我们开始尝试自己编写入门教材。为此，我们花了一年多的时间，阅读了大量相关的专业书籍，然后通过理解和编辑形成了目前这一入门教材。我们在编写过程中，力求在遵循教材基本要求、保障内容的科学性的同时，尽量以通俗易懂的方式，对健康相关知识加以系统阐述。但作者毕竟不是医学专业出身，所以在教材编写过程中，请教育部高等学校体育教学指导委员会委员、浙江大学公共体育与艺术部主任吴叶海教授审阅了第三章，请浙江省医学重点学科精神病与精神卫生学学科带头人、浙江大学附属第一医院精神卫生科主任许毅教授帮助撰写了第四章初稿。

　　本教材能够得以出版，除了要感谢吴叶海教授、许毅教授的支持以外，还要感谢浙江大学出版社领导和编辑朱玲的大力支持。在此，作者也衷心希望本教材能给读者带来新知并促进自身生活方式的改变，从而能够健康地活过一百岁。

邢以群

2020 年 12 月 8 日于浙江大学

目 录

CONTENTS

Chapter 1

第一章

健康及其影响因素

学习目的： 通过本章的学习，了解健康及其影响因素，为健康管理和从事健康服务打下知识基础。

学习要求： 能够清楚界定健康；了解健康的基本衡量标准；知道人体由哪几部分系统组成，以及各部分系统的结构及功能；清楚影响健康的主要因素。

要保持健康或从事健康服务，必须首先了解怎样才算是健康的；而要理解人怎样才能健康，为什么有些因素能够影响健康，就必须了解人的生命基础是什么，人的身体由哪些系统构成，各部分系统在维持人体生命和健康过程中各起着怎样的作用。

在本章中，我们将介绍：
- 健康及其标准
- 神奇的人体结构
- 影响健康的主要因素

第一节 健康及其标准

人生是一个追求美好生活的过程，而美好的生活首先需要有一个健康的身体。那么健康是什么？怎样才算是健康的呢？

即问即答：你认为人怎样才算是健康的？

一、健康的定义

以前人们普遍认为，健康就是没有生病。《辞海》对"健康"一词的解释是："人体各器官系统发育良好、功能正常、体质健壮、精力充沛并具有良好劳动效能的状态。通常用人体测量、体格检查和各种生理指标来衡量。"总体上而言，人们对健康的认识主要还是停留在"无病即健康"阶段。

而世界卫生组织（WHO）在 1948 年 4 月成立时颁布生效的《组织法》序言中明确提出："健康不仅为疾病或羸弱之消除，而系体格、精神与社会适应之完好状态。"（Health is a state of complete physical, mental and social well-being, and not merely the absence of disease or infirmity.）从世界卫生组织的表述中可以看到，健康的含义应该是多元的、广泛的，包括生理、心理和社会适应性三个方面，如图 1-1 所示。[①]

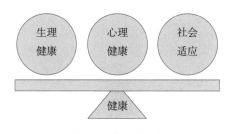

图 1-1 健康的含义

· 生理健康。生理健康是指人体结构和生理功能正常。其主要包括三方面内容：一是体形健康，即身高、体重等发育指标达标；二是体态匀称，即没有病态和残疾，坐姿、行姿正常；三是体能良好，即个体活动的力量、速度、耐力和灵活性较好。生理健康表现为：体力充沛，精神饱满，能适应现代社会快节奏、高强度的紧张工作与生活。

---

① 刘格.营养与健康.北京：化学工业出版社，2017：6-7.

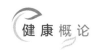

· 心理健康。心理健康是指心理的各个方面及活动过程处于一种良好或正常的状态。心理健康的基本特征是：个体能够适应发展着的环境，具有完善的个性特征；且其认知、情绪反应、意志行为均处于积极状态，并能保持正常的调控能力；在生活实践中，能够正确认识自我，自觉控制自己，正确对待外界影响，从而使心理保持平衡协调。心理健康主要包括三方面内容：一是心理与环境的同一性，能够客观面对现实，处理好与周围环境之间的关系；二是心理与行为的整体性，即能够保持自身认识、体验、情感、意识等心理活动与行为之间的协调统一；三是人格的稳定性，即一个人在长期生活经历中形成的独特的个性心理特征具有相对稳定性。

· 社会适应性。社会适应性是指人在社会生活中的角色适应，包括职业角色、家庭角色、人际关系角色的适应。较好的社会适应性主要包括：具有较好的适应自然环境的能力；能建立积极而和谐的人际关系，能适应周围的人际关系；具有处理和应对家庭、学校和社会生活的能力。

其中，社会适应性归根结底又取决于生理和心理的素质状况。同时，心理健康是生理健康的精神支柱，生理健康是心理健康的物质基础。良好的情绪状态可使生理功能处于最佳状态，反之则会降低或破坏身体某种功能而引起疾病。身体状况的改变可能带来相应的心理问题，生理上的缺陷、疾病，往往会使人产生烦恼、焦躁、忧虑、抑郁等不良情绪，导致各种不正常的心理状态。作为身心统一的人，健康应该包括生理健康和心理健康两方面。

与"健康"相对应的概念是"疾病"。《简明不列颠百科全书》1987 年中文版中对疾病的定义是："疾病，是以（编者认为应为"已"）产生症状或体征的异常生理或心理状态"，是"人体在致病因素的影响下，器官组织的形态、功能偏离正常标准的状态"。也就是说，疾病是在一定的病因作用下，自稳调节紊乱而发生的异常生命活动过程，这一过程会引发人体一系列代谢、功能、结构的变化，从而表现出症状、体征和行为上的异常。疾病种类很多，按世界卫生组织颁布的《疾病分类与手术名称》（第十版）（ICD-10）记载，疾病名称有 20000 多个，我国于 2019 年 1 月 1 日正式启用的新国家临床版 ICD-10，则在原国际版 ICD-10 的基础上进行了扩编，新增子类编码 10000 多条，共计近 35000 条。而且新的疾病还在不断地被发现中。

即问即答： 按照上述对"健康"和"疾病"的定义，你觉得自己最近是处于"健康"还是"疾病"状态？

由于我们对疾病的定义是身体状态或功能"偏离正常标准"，所以现代医学对疾病的判断，都是基于对人体症状的了解和各种生物参数（包括智商）的测量，如果症状不明显或其生物参数大体上服从统计学中的常态分布规律，习惯上就认为是"正常"的，没有"疾病"；如果症状明显且其生理参数超出了统计学意义上的正常范围，过高或过低，便是"不正常"。处于"不正常"范围，就可确定为处于"疾病"状态。由于正常人的个体差异和生物变异很大，常常会出现一个人尽管实际感受到了自己的各种不适，医生却根据症状和实验室检验结果认为"正常"，无"疾病"的现象。

实际上"生病"是一个极其复杂的过程，在许多情况下，从健康到疾病是一个由量变到质变的过程。如果一个人自我感觉不适，但各种结果数据检查又处于正常范围内，那么他既不能被认为是"健康"，因为他已经有各种不适，又不能确定为"有病"，因为体征上没有出现异常。人们通常把这一状态称为"亚健康"状态。世界卫生组织认为：亚健康状态是健康与疾病之间的临界状态，各种检验结果为阴性，但人体有各种各样的不适感觉。中华中医药学会发布的《亚健康中医临床指南》也认为：亚健康是指人体处于健康和疾病之间的一种状态。处于亚健康状态者，不能达到健康的标准，表现为一定时间内的活力降低、功能和适应能力减退的症状，但又不符合现代医学有关疾病的临床或亚临床诊断标准。亚健康临床表现多种多样，躯体方面可表现为疲乏无力、肌肉及关节酸痛、头昏头痛、心悸胸闷、睡眠紊乱、食欲不振、脘腹不适、便溏便秘、性功能减退、怕冷怕热、易于感冒、眼部干涩等；心理方面可表现为情绪低落、心烦意乱、焦躁不安、易怒、恐惧胆怯、记忆力下降、注意力不能集中、精力不足、反应迟钝等；社会交往方面可表现为不能较好地承担相应的社会角色，工作、学习困难，不能正常地处理好人际关系、家庭关系，难以进行正常的社会交往等。

因此，人的健康状况可以由图1-2来描述。

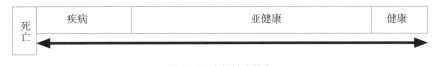

图1-2　人的健康状态

二、健康的标准

世界卫生组织的一项调查发现，在人群中，真正健康的人约占5%；疾病患者约占20%；而处于亚健康的人的比例最高，约占75%。

那么，怎样才算是健康的呢？1978年，世界卫生组织提出的健康十大标准是：

（1）精力充沛，能从容不迫地应对日常生活和工作的压力而不感到过分紧张和疲劳；

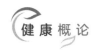

（2）处世乐观，态度积极，勇于承担责任；

（3）善于休息，睡眠好；

（4）应变能力强，能适应外界环境的各种变化；

（5）能抵御一般感冒和传染病；

（6）体重适当，身材匀称，站立时头、肩位置协调；

（7）眼睛明亮，反应敏捷，眼睑无炎症；

（8）牙齿清洁，无龋齿，无牙疼，牙龈颜色正常，无出血；

（9）头发有光泽，无头皮屑；

（10）肌肉丰满，皮肤弹性好。

上述十大标准体现了健康所包含的生理、心理和社会三方面的内容。第一，阐明健康的目的在于运用充沛的精力承担起社会任务，而对繁重的工作不感到过分的紧张和疲劳；第二，强调心理健康，处世表现出乐观和积极的态度，能坦然面对各种变化，并快速适应，以达到内外平衡的完美状态；第三，对生理健康的几个主要表现提出了标准，包括体重、身材、眼睛、牙齿、肌肉等方面。

1999 年，世界卫生组织在归纳和总结经验的基础上，又提出了健康的 8 条新标准：五快（生理健康）三好（心理健康）。

·**食得快**。食得快是指进食时有很好的胃口，能快速吃完一餐饭而不挑剔食物。这说明内脏功能正常。

·**便得快**。便得快是指一旦有便意时，能很快排泄大小便，且感觉轻松自如。这说明胃肠功能和泌尿系统功能良好。

·**睡得快**。睡得快是指上床能很快熟睡，且睡得深，醒后精神饱满，头脑清醒。这说明神经系统兴奋—抑制过程协调性好，且内脏无病理信息的干扰。

·**说得快**。说得快是指说话流利、反应迅速、表达准确。这说明头脑清楚，思维敏捷，中气充足，心、肺功能正常。

·**走得快**。走得快是指行动自如、动作流畅、步履轻盈。这说明运动功能及神经协调机制良好，精力充沛旺盛。

·**良好的个性**。良好的个性是指情绪稳定，性格温和，意志坚强，感情丰富，具有坦荡胸怀与达观心境。

·**良好的处世能力**。良好的处世能力是指看问题客观现实，具有自我控制能力，能适应复杂的社会环境，对事物的变迁能始终保持良好的情绪，能保持对社会外环境与机体内环境的平衡。

· 良好的人际关系。良好的人际关系是指待人接物大度和善，不过分计较，能助人为乐，与人为善。

即问即答：对照上述标准，你的健康状况如何？

三、对健康的自我分析

健康，对于每个人来说无疑都是最重要的。在现实生活中，常常是体弱者较长寿，身体强壮者反而可能英年早逝。原因在于各人对自身健康的重视程度不同，体弱者对自己身体的感觉比较重视，稍有不适就会认真加以调理，而身体强体壮者往往忽略自己身体的感受，或高估自己身体的抵抗能力，最终酿成悲剧。健康自我分析就是通过对自身全部健康因素的梳理，大致看清自己的健康状况，以便让自己为生理、心理更健康做出相应的努力。那么，我们可以怎样进行健康自测呢？

（一）身体健康状况的自测

1. 体温

正常体温为 36~37℃，高于此为发热，低于此称为"低体温"。后者常见于高龄体弱老人及长期营养不良者，也可见于甲状腺机能减退、休克疾病患者。

2. 脉搏（心率）

成人脉搏平时正常为每分钟 60~100 次，静息心率更低一些。如发现过速、过缓、间歇强弱不定、快慢不等均为心脏不健康的表现。老年人心率一般较慢，只要不低于每分钟 55 次就属于正常范围。如平时心率较慢，某时没有运动就突然快到 80~90 次以上，则可能有潜在疾病。

3. 呼吸

健康人呼吸平稳、规律，每分钟在 12~18 次为正常，如发现呼吸的深度、频率、节律异常，呼吸费力，有胸闷、憋气感受，则为不正常的表现，应就医。老年人心肺功能减退，活动后可能有心悸气短的表现，休息后很快就能恢复，就不应认为是疾病的表现。

4. 血压

成年人坐位血压测量，收缩压 / 舒张压正常不超过 120/80 毫米汞柱，收缩压在 120~139 毫米汞柱或舒张压在 80~89 毫米汞柱，为高血压前期，收缩压高于 140 毫米汞柱，或舒张压高于 90 毫米汞柱，即为高血压。老年人随年龄的增长血压也相应上升，血压在 150/90 毫米汞柱以内均属正常，但收缩压超过 160 毫米汞柱时，不论有无症状均应服药。单纯舒张压过高，原因很多，应到医院就诊。

5. 体重

长期稳定的体重是健康的指标之一。可用体重指数（BMI, body mass index）和简易计算法计算体重。体重指数＝体重（千克）/［身高（米）］^{2}，针对我国人群大规模测量数据显示，我国成人体重指数正常值为 18.5~23.9，24.0~27.9 为超重，大于等于 28.0 为肥胖。简易计算法为：体重（千克）＝身高（厘米）–105，在 ±10% 以内均为正常体重，超过 10% 则为超重。

体重短期内增加很可能与高血脂、糖尿病、甲状腺功能减退、浮肿等疾患有关。短时间内消瘦多见于糖尿病、甲亢、癌症以及胃、肠、肝等疾患。

6. 饮食

成年人每日食量不超过 500 克，老年人不超过 350 克。如出现多食多饮应考虑糖尿病、甲亢等疾病的存在。每日食量不足 250 克，食欲丧失达半个月以上，应检查是否有潜在的炎症、癌症。

7. 排便

健康人每日或隔日排便 1~2 次，为黄色成形软便。老年人尤其高龄老人，少吃、少动者可 2~3 天排便一次，只要排便顺利，大便不干，就不是便秘。大便颜色、性状、次数异常可反映结肠病变。

8. 排尿

成年人每日排尿 1~2 升，每隔 2~4 小时排尿一次，夜间排尿间隔不定。正常尿为淡黄色、透明状，少许泡沫。如尿色、尿量异常，排尿过频，排尿困难或疼痛均为不正常表现，应就医。

9. 睡眠

成年人每日睡眠 7~8 小时，年龄越小，需要的睡眠时间越长；老年人应加午睡，总体睡眠时间在 7 小时左右。入睡困难、夜醒不眠、白天嗜睡打盹，均为睡眠障碍的表现。

10. 精神

健康人精神饱满，行为敏捷，情感合理，无晕无痛，否则应检查是否有心脑血管或神经、骨关节系统疾病。

即问即答：上述 10 项，你都达标了吗？

（二）心理健康自评

美国哈佛大学著名精神病学家弗列曼教授认为："人们患病的原因，心理因素占了很大比例。"世界卫生组织 2019 年的报告指出：心理问题在全世界导致了 12% 的疾病，同时 46% 的疾病都与抑郁症直接相关。专家警告说：如果保持这一趋势，在不考虑社会经济发展水平、国家、信仰和文化等因素的情况下，到 2030 年，抑郁症将成为致残的第一大诱因。

健康小知识

国家制定的体质测定标准

　　1996年7月，国家体育运动委员会为加强对中国成年人的体质测定工作，促进成年人积极参加体育健身活动，增强成年人体质，提高劳动者素质，根据《全民健身计划纲要》及有关法规，制定了《中国成年人体质测定标准》，用以检测、评定成年人体质状况，适用于全国18~60岁的男性与18~55岁的女性。不过这套测定标准相对比较专业，个人自我实施比较困难，有兴趣的读者可以自行参考使用。

　　另外，2009年，中华中医药学会颁布了《中医体质分类与判定（ZYYXH /T157—2009）》国家标准，该标准将体质分为平和质、气虚质、阳虚质、阴虚质、痰湿质、湿热质等。其中，平和质为正常体质，其他体质为偏颇体质，属于亚健康状态。读者可进入 https://m.pingguolv.com/tizhi/ 进行测试，并查看相应体质的调理方法。

　　1992年，世界卫生组织提出的关于心理健康的7条标准是：①智力正常；②善于协调和控制情绪；③具有较强的意志和品质；④人际关系和谐；⑤能动地适应并改善现实环境；⑥保持人格的完整和健康；⑦心理行为符合年龄特征。

　　心理学家认为，一个心理健康的人应该具有以下特征：这是一个朝气蓬勃的快乐的人，有所爱，也被人爱；满怀信心地面对人生的挑战，满腔热情地投入自己的工作，发挥自己的全部潜能；能够洞察外部世界，并对自己所遇到的挑战做出反应，制定出合理的人生策略；不会随意夸大也不会任意贬低自己的能力；对自己和他人的评价都建立在现实的基础上。如果你是上面描述的这种人，那么你的心理就是健康的。

　　进一步的，美国心理学家马斯洛和米特尔曼提出被公认为是"最经典的标准"的心理健康10条标准，我们也可以通过逐一对照这些标准，来判断自己的心理健康状况：

　　（1）有适度的安全感，有自尊心，对自我的成就有价值感。

　　（2）有自知之明，了解自己的动机和目的，能对自己的能力做客观的估计，不过分夸耀自己，也不过分苛责自己。

　　（3）在日常生活中，具有适度的主动性，不为环境所左右。

　　（4）与现实有良好的接触，理智，现实，客观，能容忍生活中挫折的打击，无过度幻想。

　　（5）在不违背社会规范的条件下，适度地接受个人的需要，并具有满足此种需要的能力。

　　（6）生活的目标切合实际，个人所从事的事业多为实际的、可能完成的工作。

　　（7）能保持人格的完整与和谐，个人的价值观能适应社会的标准，对自己的工作能集中注意力。

（8）具有从经验中学习的能力，能适应环境的需要改变自己。

（9）能保持良好的人际关系，在集体中能与他人建立和谐的关系，重视集体的需要，有爱人的能力和被爱的能力。

（10）在不违背社会标准的前提下，能保持自己的个性，既不过分阿谀，也不过分寻求社会赞许，有个人独立的观点，有判断是非、善恶的能力。

以上的心理健康标准是从正面来描述的。反过来，如果一个人在以下各条中有一条符合，也可说明此人已经有心理问题了。

· 忧郁。忧郁是指由于种种原因，出现了闷闷不乐、愁眉苦脸、沉默寡言的现象。如果长时间处于这种状态，就应当予以充分重视。

· 狭隘。狭隘表现为斤斤计较，心胸狭窄，不能容人也不理解别人；对小事也耿耿于怀，爱钻牛角尖。

· 嫉妒。嫉妒是指当别人比自己好时，表现出不自然、不舒服甚至怀有敌意，更有甚者，会用打击、中伤等手段来发泄；或者表现为排他心理，总爱与别人抬杠，以此表明自己的标新立异；对任何事情，不管是非曲直，别人说好他偏偏说坏，别人说一他偏说二。

· 惊恐。惊恐是指对环境和事物有恐惧感，如怕针、怕暗、怕鬼怪；轻者心跳厉害、手发抖，重者睡不着觉、失眠、梦中惊叫等。

· 残暴。残暴是指向别人发泄自己的不快，摔摔打打骂骂咧咧，有的则以戏弄别人为乐，对别人冷嘲热讽，没有温暖之心。

· 敏感。敏感即神经过敏，多疑，常常把别人无意中说的话，不相干的动作当作对自己的轻视或嘲笑，为此而喜怒无常，情绪变化很大；有猜忌心理的人，往往爱用不信任的眼光去审视对方和看待外界事物，每次看到别人议论什么，就认为人家是在讲自己的坏话，其结果往往是自寻烦恼，害人害己。

· 自卑。自卑是指对自己缺乏信心，以为在各方面都不如别人，总把自己看得比别人低一等，抬不起头来，甘居人下，对自己缺乏情趣，压抑感强。有自卑感的人，在社会交往中办事无胆量，习惯于随声附和，没有自己的主见。

· 冷漠。有些人对与自己无关的人和事一概冷漠对待，甚至错误地认为言语尖刻、态度孤傲、高视阔步，就是自己的"个性"，致使别人不敢接近自己，从而失去了更多的朋友。

即问即答：根据上述描述，你能大致评价自己的心理健康状况吗？

为了方便个人快速地评测自身的心理健康状况，世界卫生组织曾经在 1994 年发表过一份"心理健康自评问卷（self-reporting questionnaire 20，简称 SRQ-20）"。[①]该问卷共 20 个条目，每个条目回答"是"得 1 分，回答"否"得 0 分。根据世界卫生组织的指导手册，总分超过 7 分或 8 分，建议寻求专业帮助。

自测量表：世界卫生组织"心理健康自评问卷"

指导语：以下问题与某些痛苦和问题有关，在过去 30 天内可能困扰您。如果您觉得问题适合您的情况，并在过去 30 天内存在，请回答"是"；如果问题不适合您的情况或在过去 30 天内不存在，请回答"否"。在回答问卷时请不要与任何人讨论，如您不能确定该如何回答问题，请尽量给出您认为的最恰当回答。

1. 您是否经常头痛？
2. 您是否食欲差？
3. 您是否睡眠差？
4. 您是否易受惊吓？
5. 您是否手抖？
6. 您是否感觉不安、紧张或担忧？
7. 您是否消化不良？
8. 您是否思维不清晰？
9. 您是否感觉不快乐？
10. 您是否比原来哭得多？
11. 您是否发现很难从日常活动中得到乐趣？
12. 您是否发现自己很难做决定？
13. 日常工作或学习是否令您感到痛苦？
14. 您在生活中是否不能起到应起的作用？
15. 您是否丧失了对事物的兴趣？
16. 您是否感到自己是个无价值的人？
17. 您头脑中是否出现过结束自己生命的想法？
18. 您是否什么时候都感到累？
19. 您是否感到胃部不适？
20. 您是否容易疲劳？

① WHO. A User & Guide to the Self-reporting Questionnaire (SRQ). Geneva WHO,1994.

世界上最著名的心理健康测试量表之一是《症状自评量表SCL90》，适用对象为16岁以上的人群。它包含90个问题，可以从感觉、情感、思维、意识、行为直至生活习惯、人际关系、饮食睡眠等方面来系统地了解自己的心理健康程度。读者可用手机或电脑进入 http://www.ntneuro.org/scale/scl90.asp 进行测试。SCL90采用5级评分制，1~5分分别为没有、很轻、中等、偏重、严重。若各个项目分数加总总分超过160分，或单项平均分超过2分，就应做进一步检查；总分大于200分，说明受试者有明显的心理问题，应求助于心理咨询师；若大于250分则存在比较严重的心理问题，需要做医学检查。该问卷还包括9个因子，每一个因子可反映测试者某方面心理问题的严重程度。

即问即答： 如果测试中反映出你有一定的心理问题，你会求助于专业人士吗？

（三）亚健康测试

如果我们用生理指标衡量和心理测评问卷测试下来都正常，那么我们就是"健康"的吗？我们还应该再进一步用以下量表做一下测试，来看看我们是否处于亚健康状态。

请按以下诸项，对自己近一周的情况逐一进行对照，将符合的项目分数加总：

（1）早上起床时，经常有头发丝掉落。（5分）

（2）感到情绪有些抑郁，会对着窗外或天空发呆。（3分）

（3）昨天想好的某件事，今天怎么也记不起来了，而且近些天来，经常出现这种情况。（10分）

（4）害怕走进办公室，觉得工作令人厌倦。（5分）

（5）不想面对同事和上司，有自闭症式的渴望。（5分）

（6）工作效率明显下降，上司已表达了对你的不满。（5分）

（7）工作一小时后，就会感到身体倦怠，胸闷气短。（10分）

（8）工作情绪始终无法高涨。最令自己不解的是：无名的火气很大，但发作后又后悔。（5分）

（9）一日三餐，进餐甚少，排除天气因素，即使口味非常适合自己的菜，近来也经常食不知味。（5分）

（10）盼望早早地逃离办公室，为的是能够回家，躺在床上休息片刻。（5分）

（11）对城市的污染、噪声非常敏感，比常人更渴望清净。（5分）

（12）对于朋友的聚会，有种强打精神、勉强应酬的感觉。（5分）

（13）晚上经常睡不着觉，即使睡着了，又老是在做梦。（10分）

（14）体重有明显的下降。（10分）

（15）感觉免疫力在下降，容易伤风感冒。（5分）

（16）性能力下降，没有什么性欲望。（10分）

测试结果：如果分数超过30分以上，表示你的健康已敲响警钟；50分或以上，请坐下来，好好地反省自己的生活状态，加强锻炼和注重饮食营养的配搭；如果你成绩"不俗"，得分在80分或以上，那么该抽出时间去看看医生了，同时调整一下自己的心理状态，可以的话，休假出去走走吧！读者也可进入以下网站进行亚健康指数测试：http://test.39.net/test/101.html。

第二节 神奇的人体结构

人在不同的时期为什么会表现出不同的健康状态？想要了解这一点，我们首先必须了解人体结构。人体是一个复杂的生物有机体，了解人体结构是理解人体健康状态变化和各种健康影响因素作用机制的基础。

人体结构可分为四个层次：细胞、组织、器官、系统。细胞是构成并完成人体各种生命活动的基本功能单位，是身体最小的生命单位；形态结构相似和功能相关的细胞借细胞间质结合在一起构成组织，包括上皮组织、结缔组织、肌组织和神经组织四大基本组织，组织是在一起工作以完成一项任务的一组细胞；由几种组织结合在一起形成具有一定形态结构和功能的器官，如心、肝、脾、肺、肾等，所以器官是包含几种组织的身体部分，它有特定的功能；身体系统则是指由若干个功能相关的器官连接在一起共同执行某一特定的连续性的生理功能的系统，如呼吸系统、消化系统、生殖系统等。

一、人体的基本组成单元：细胞

所有的生命体都由细胞组成，细胞是构成人体的最基本结构和功能单位，人体各器官和系统的功能活动都与构成该器官和系统的细胞群体密不可分。

（一）细胞的组成

如图 1-3 所示，人体细胞由细胞膜、细胞质和细胞核组成。细胞膜是分隔细胞质与细胞周围环境的一层厚度为 7~8 毫米的膜结构，由可以流动的内外侧的蛋白质分子和中间主要由磷脂、胆固醇和少量糖脂构成的膜脂质双分子层组成，水和氧气等小分子物质能够自由通过细胞膜，而某些离子和大分子物质则不能自由通过。因此，细胞膜除了起着保护细胞内部的作用以外，还具有控制物质进出细胞的作用：既不让有用物质任意地渗出细胞，也不让有害物质轻易地进入细胞。此外，它还能进行细胞间的信息交流。

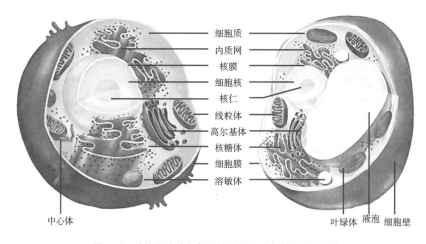

图 1-3　动物细胞（左）和植物细胞（右）亚显微结构

细胞膜包着的黏稠透明的物质，叫作细胞质。在细胞质中可看到一些带折光性的颗粒，这些颗粒多数具有一定的结构和相对独立的功能，类似生物体的各种器官，因此叫作细胞器。细胞中的细胞器主要有：线粒体（线状或粒状的膜性细胞器，是细胞有氧呼吸和供能的场所，它能将营养物质氧化产生能量）、内质网（是细胞质中由膜构成的网状管道系统，广泛地分布在细胞质基质内，内质网与细胞膜及核膜相通连，对细胞内蛋白质及脂质等物质的合成和运输起着重要作用）、中心体（每个中心体主要含有两个中心粒，它是细胞分裂时内部活动的中心）、高尔基体（位于细胞核附近的网状囊泡，是细胞内的加工厂，它能将内质网运输过来的蛋白质进行加工、浓缩和包装成分泌泡及溶酶体）、核糖体（椭球形的粒状小体，是合成蛋白质的重要基地）等，它们组成了细胞的基本结构，使细胞能正常的工作、运转。细胞质是细胞进行新陈代谢的主要场所，细胞绝大多数的化学反应都在细胞质中进行。

健康小知识

新陈代谢

机体要生存，就得不断地与环境进行物质和能量交换，摄取营养物质以合成自身的物质，同时不断地分解自身衰老退化物质，并将其分解的产物排出体外。这种自我更新的过程称为新陈代谢。由于新陈代谢包括体内各种物质的合成、分解和能量转化利用，故包含物质代谢（合成代谢、分解代谢）和能量代谢（能量产生及转换利用）。新陈代谢一旦停止，生命活动就会结束，因此新陈代谢是机体生命活动最基本的特征。

资料来源：王庭槐.生理学.9版.北京:人民卫生出版社,2019:6.

细胞质里含有一个近似球形的细胞核，是由更加黏稠的物质构成的。细胞核通常位于细胞的中央。细胞核可分为核膜、染色质、核液和核仁四部分。核膜与内质网相通连，控制细胞核内外物质交换运输和信息传输。染色质是指间期细胞核内易被碱性染料着色的物质（与染色体是同一物质，在细胞周期不同时期所表现出来的两种不同存在形式），位于核膜与核仁之间，主要由蛋白质和生物体用于传种接代的遗传物质DNA组成。当细胞进行有丝分裂时，染色质在分裂间期螺旋缠绕成染色体，染色体复制，DNA也随之复制为两份，平均分配到两个子细胞中，使得后代细胞染色体数目恒定，从而保证了后代遗传特性的稳定。还有核糖核酸RNA，RNA是DNA在复制时形成的单链，它传递信息，控制合成蛋白质，其中有转移核糖核酸（tRNA）、信使核糖核酸（mRNA）和核糖体核糖核酸（rRNA）。mRNA是依据DNA序列转录而成的蛋白质合成模板；tRNA是mRNA上遗传密码的识别者和氨基酸的转运者；rRNA是组成核糖体的部分。核膜内充满着黏滞性较大的液胶体，称为核液。核仁和染色质就是分布在核液中，它的主要成分是聚合度较低的蛋白质以及RNA和多种酶。核仁是rRNA基因存储、rRNA合成加工以及核糖体亚单位的装配场所，其组成成分包括rRNA、核糖体DNA（rDNA）和核糖核蛋白。细胞核是细胞遗传、代谢、生长及繁殖的控制中心，其机能是保存遗传物质，控制生化合成和细胞代谢，决定细胞或机体的性状表现，把遗传物质从细胞（或个体）一代一代传下去。但细胞核不是孤立地起作用，而是和细胞质相互作用、相互依存而表现出细胞统一的生命过程。

即问即答： 了解细胞的构成，对于我们开展健康管理有什么帮助？

（二）细胞的化学成分

细胞的化学物质可分为两大类：无机物和有机物。

· 水。在无机物中水是最主要的成分，约占细胞物质总含量的75%~80%。水在细胞中不仅含量最大，而且由于它具有一些特有的物理化学属性，使其在生命起源和形成细胞有序结构方面起着关键的作用。可以说，没有水，就不会有生命。水在细胞中的主要作用是：溶解无机物、调节温度、参加酶反应、参与物质代谢和形成细胞有序结构。水在细胞中以两种形式存在：一种是游离水，约占95%；另一种是结合水，通过氢键或其他键同蛋白质结合，占4%~5%。随着细胞的生长和衰老，细胞的含水量逐渐下降，但是活细胞的含水量不会低于75%。

· 无机盐。细胞中无机盐的含量约占细胞总重的1%。盐在细胞中解离为离子，离子的浓度除了具有调节渗透压和维持酸碱平衡的作用外，还有许多重要的作用。其中的磷酸根离子在细胞代谢活动中最为重要，其作用如下：是核苷酸、磷脂、磷蛋白和磷酸化糖的组成成分；在各类细胞的能量代谢中起着关键作用；调节酸碱平衡，对血液和组织液pH起缓冲作用。

细胞中有机物达几千种之多，约占细胞干重的90%以上，它们主要由碳、氢、氧、氮等元素组成。有机物中最主要的四大类分子是蛋白质、核酸、脂类和糖，这些分子约占细胞干重的90%以上。

· 蛋白质。在生命活动中，蛋白质是一类极为重要的大分子，各种生命活动无不与蛋白质的存在有关。蛋白质不仅是细胞的主要结构成分，更重要的是，生物专有的催化剂——酶，也是蛋白质，因此细胞的代谢活动离不开蛋白质。一个细胞中约含有104种蛋白质，分子的数量达1011个。

· 核酸。核酸是生物遗传信息的载体分子，所有生物均含有核酸。核酸是由核苷酸单体聚合而成的大分子。核酸可分为核糖核酸RNA和脱氧核糖核酸DNA两大类。

· 糖类。细胞中的糖类既有单糖，也有多糖。细胞中的单糖是作为能源以及与糖有关的化合物的原料存在的。重要的单糖为五碳糖（戊糖）和六碳糖（己糖），其中最重要的五碳糖为核糖，最重要的六碳糖为葡萄糖。葡萄糖不仅是能量代谢的关键单糖，而且是构成多糖的主要单体。多糖在细胞结构成分中占有主要的地位。细胞中的多糖基本上可分为两类：一类是营养储备多糖；另一类是结构多糖。作为食物储备的多糖主要有两种，在植物细胞中为淀粉，在动物细胞中为糖原。

· 脂类。脂类包括脂肪酸、中性脂肪、磷酸甘油酯、糖脂、萜类和类固醇类等。脂类化合物难溶于水，而易溶于非极性有机溶剂。其中，甘油酯是脂肪酸的羧基和甘油的羟基结合形成的甘油三酯（triglyceride, TG），它是生物体内脂肪的主要贮存形式，当体内碳水化合物、蛋白质或脂类过剩时，即可转变成甘油酯贮存起来；甘油酯是能源物质，氧化时可比糖或蛋白质释放出高达两倍的能量；当生物体营养缺乏时，就要动用甘油酯提供能量。磷脂对细胞的结构和代谢至关重要，它是构成生物膜的基本成分，也是许多代谢途径的参与者。糖脂也是构成细胞膜的成分，与细胞的识别和表面抗原性有关。生物中主要的萜类化合物有胡萝卜素和维生素 A、E、K 等。类固醇类化合物中的胆固醇是构成膜的成分，另一些是雌性激素、雄性激素、肾上腺激素等激素类。

即问即答：细胞中的化学成分从何而来？

（三）细胞的生命活动

细胞是由原来已存在的细胞分裂而来。一个细胞可分裂成为两个细胞，分裂前的细胞称为母细胞，分裂后形成的新细胞称为子细胞。细胞分裂通常包括核分裂和胞质分裂两步。在核分裂过程中母细胞把遗传物质传给子细胞，胞质分裂把细胞基本上分成两等分，形成两个子细胞。在单细胞生物中细胞分裂就是个体的繁殖，在多细胞生物中，细胞分裂是个体生长、发育和繁殖的基础。

分裂后的细胞，在形态、结构和功能上会向着不同的方向变化，这一变化过程就是细胞的分化过程。细胞通过分化形成不同的组织，分化前和分化后的细胞不属于同一类型。那些形态相似、结构相同且具有一定功能的细胞群，就叫组织。不同的组织，按一定的顺序组合成为器官（器官的大小主要取决于细胞的数量，与细胞的数量成正比）。各种器官协调配合，形成不同的系统，不同的系统最终组成生命体。

细胞的癌变是细胞的一种不正常的分化方式，它使正常细胞变成了不受机体控制的、连续进行分裂的恶性增殖细胞。正常细胞之所以会发生癌变，是因为细胞受到了外界致癌因子（致癌因子包括物理致癌因子，如紫外线、X 射线等辐射；化学致癌因子，如黄曲霉毒素、亚硝酸盐等；生物致癌因子，如乙肝病毒等）的作用，导致细胞内原癌基因被激活，激活的原癌基因随后控制细胞而发生癌变。

细胞衰老是指细胞在执行生命活动的过程中，随着时间的推移，细胞分裂与分化能力和生理功能逐渐发生衰退的变化过程。细胞衰老在形态学上表现为细胞结构的退行性变化，如染色质结构变化、细胞膜脆性增加、选择性通透能力下降、脂褐素在细胞内堆积等。细胞衰老在生理学上的表现为功能衰退与代谢低下，如细胞周期停滞，细胞复制能力丧失，对促有丝分裂刺激的反应性减弱，对促凋亡因素的反应性改变，细胞内酶活性中心被氧化，酶活性降低，蛋白质合成下降等。细胞衰老是机体衰老和死亡的根因。虽然，自然衰老不是疾病，但它与许多老年性疾病关系紧密。随着年龄的增长，衰老机体在应激和损伤状态下，保持和恢复体内稳态的能力下降，因此罹患心血管疾病、恶性肿瘤、糖尿病、自身免疫疾病和老年性痴呆等概率增大。人们往往把老年性疾病认为是衰老的必然结果，这是不够准确的，应该强调生理学衰老与病理性衰老有本质区别。生理性衰老是一个缓慢过程，生理性衰老者基本上能够老而无疾，老而不衰，甚至老当益壮。病理性衰老是指常年身体虚弱，疾病缠身，疾病促使机体加速老化。然而，无论是生理性衰老还是病理性衰老，都是以机体细胞总体水平的衰老为基础的，要阐明机体衰老的机制，就必须从研究细胞衰老的机制开始。尽管衰老、死亡是不可避免的自然规律，但延缓衰老，尤其是努力避免病理性衰老却是可以做到的。[①]

　　细胞死亡是细胞衰老的结果，是细胞生命现象的终止。细胞死亡包括急性死亡（细胞坏死）和程序化死亡（细胞凋亡）。细胞坏死被认为是因细胞受到物理、化学等环境因素的影响（如机械损伤、毒物、微生物、辐射等），以及缺氧与营养不良等引起的细胞病理性死亡。坏死细胞的膜通透性增高，致使细胞肿胀，细胞器变形或肿大，最后细胞内的质膜破裂，释放出内含物，并常引起炎症反应。细胞凋亡则是一个由基因主动决定的自动结束生命的过程，所以也常常被称为程序化细胞死亡。它是细胞在发育的一定阶段出现的正常的自然死亡，不会产生炎症，与细胞的病理死亡有根本区别。细胞凋亡和细胞分裂都是生命的基本现象，是维持体内细胞数量动态平衡的基本措施。在胚胎发育阶段，通过细胞凋亡清除多余的和已完成使命的细胞，保证了胚胎的正常发育；在成年阶段，通过细胞凋亡清除衰老和病变的细胞，保证了机体的健康。具体如表 1-1、表 1-2 所示。

表 1-1　细胞凋亡与细胞坏死在形态学上的差别

细胞凋亡	细胞坏死
单细胞丢失	细胞成群丢失
细胞膜发泡，膜仍然完整	细胞膜不完整
细胞膜内陷，将细胞分割成凋亡小体	细胞肿胀、溶解
不发生炎症	发生严重炎症反应
被邻近的正常细胞或吞噬细胞所吞噬	被巨噬细胞所吞噬
溶酶体完整	溶酶体裂解
染色质均一凝集	染色质凝集成块，不均一

　　不同种类的细胞其寿命和更新时间有很大的差别，如成熟粒细胞的寿命仅为 10 余小时，红细胞寿命约为 4 个月，胃肠道的上皮细胞每周需要更新 1 次，胰腺上皮细胞的更新约需 50 天，而皮肤表皮细胞的更新则需 1~2 个月。在正常生命活动中，

---

① 杨恬. 医学细胞生物学 .3 版. 北京：人民卫生出版社，2014：231-247.

表 1-2　细胞凋亡与细胞坏死在生物化学特征上的比较

细胞凋亡	细胞坏死
生理因素诱导的主动性坏死	非生理因素造成的意外的被动性死亡
需要能量	不需要能量
需要大分子合成	不需要核酸和蛋白质的合成
有新基因从头转录	没有新基因转录
染色质非随机降解为 DNA Ladder	染色质 DNA 被随机降解

细胞衰老死亡与新生细胞生长更替是新陈代谢的必然规律，也避免了组织结构退化和衰老细胞的堆积，使机体延缓了整体衰老。

即问即答：从前面关于细胞的论述中，我们对于人体维持健康可得到什么启示？

由上述关于细胞的描述中可以看到：细胞是生命的基础，只有细胞正常，身体才能健康，细胞发生了问题，就可能导致疾病；细胞自身可以进行新陈代谢，以维持生命的正常运转；细胞的新陈代谢需要种类繁多、比例适宜的各种化学物质的源源不断地供给。

二、人体系统

人体细胞的总数在 60 万 ~70 万亿个。人体有 200 多种不同功能的细胞，如神经细胞、血液细胞、肌肉细胞、骨细胞等。它们构成了许多种不同类型的身体组织，让我们能够吃饭、呼吸、感觉、运动、思考和生殖。根据不同功能分类，人的各部分身体组织可分成以下几个系统：运动系统（骨骼和肌肉）、循环系统、呼吸系统、消化系统、泌尿系统、感觉器官、神经系统、内分泌系统、生殖系统。

（一）运动系统

人的运动系统由骨、关节和骨骼肌组成。全身各骨借关节相连，构成人体的支架，支持体重，保护内脏，赋予人体基本形态，并为骨骼肌提供广阔的附着点。运动系统的主要功能是运动、支持和保护，即骨骼肌在神经系统的支配下，通过收缩牵拉附着的骨，以关节为枢纽，产生各种杠杆运动；通过骨和骨的连接形成的支架以及骨骼肌的紧张度，来构成人体体形，支撑体重和内部器官以及维持体态；由骨和骨或关节构成完整的壁或大部分骨性壁，骨骼肌参与或围在腔壁周围形成具弹性和韧性的保护层，以保护颅腔、胸腔、腹腔、盆腔等腔内的诸多器官。

1. 骨骼系统

骨和骨的连结构成骨骼系统（见图1-4），它决定了一个人的体形，让你可以运动，保护重要的器官，并制造出各类血细胞。

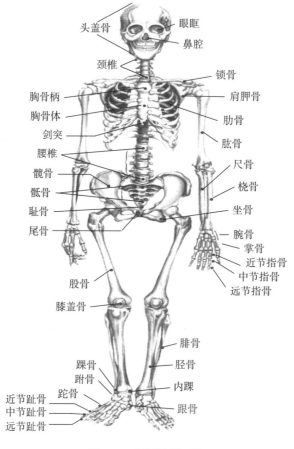

图1-4　人体的骨骼系统

图片来源：https://huaban.com/pins/1257081285/.

一个人的骨骼系统由206块骨头组成，按部位分为颅骨、躯干骨和附肢骨。头骨、面骨、脊柱以及肋骨篮构成了身体的中央支撑架。这一支架决定了你的体形，并保护着大脑、心脏和肺等脏器免受伤害。手臂、腿部和骨盆的骨头提供支撑和运动的功能，它们与附着在骨头周围的肌肉一起工作，使你能够完成坐、站、走、跑和弯曲等动作。

骨由骨质、骨膜和骨髓构成，血管、淋巴管和神经贯穿其中。骨的化学成分主要是由骨细胞分泌产生的胶原纤维和碱性磷酸钙，其中的胶原纤维和由中性或弱酸性的糖胺多糖组成的凝胶基质，使骨具有弹性和韧性，钙盐则使骨坚硬挺实（可以用骨密度即骨骼矿物质密度来衡量骨骼强度）。骨在生长发育过程中受体内外环境的影响而不断发生形态结构的变化，具有很强的可塑性。

影响骨变化的因素

骨的基本形态由遗传因素决定，但神经、激素、营养、运动、疾病和其他物理、化学因素都会影响骨的生长发育。

神经系统参与调节骨的营养过程，当该作用加强时，骨质出现增生，变得粗壮坚韧；反之，骨质变得疏松。激素对骨的生长发育有明显影响，如垂体生长激素分泌不足，可致幼年骨发育停滞，出现侏儒症；分泌亢进则使骨过快生长，出现巨人症。维生素 A 调节成骨细胞和破骨细胞的活动，保持骨的正常生长；维生素 D 调节钙磷代谢，影响骨的钙化。适度的锻炼有利于骨的正常发育；长期对骨的不正常压迫（如不正确的座姿）可引起骨的变形；人体的骨与关节长期磨损出现损伤后骨质增生；等等。

骨与骨之间借结缔组织、软骨或骨相连。按骨的连结方式不同，可分为直接连结和间接连结。直接连结包括两骨之间通过纤维结缔组织连结、借软骨相连结和直接以骨组织连结，相连结的骨之间无腔隙，不能活动或仅有微小的活动性，如头骨的骨片之间的连接；间接连结又称为关节，是由相邻的两骨借助关节囊相连接，连接处有腔隙，具有较大的活动性，如膝关节、肘关节、肩关节和髋关节。大多数的骨外面都有软骨和韧带附着在上面，并有一层薄薄的骨膜覆盖着。软骨是一种强健而有弹性的组织，位于某些骨头的末端，在骨头碰到一起时提供缓冲。韧带是关节中连接骨头的强健的肌腱组织。

关节一般由关节面、关节囊和关节腔三部分构成，如图1-5所示。关节面是两个以上相邻骨的接触面，一个略凸，叫关节头，另一个略凹，叫关节窝。关节面上覆盖着一层光滑的软骨，可减少运动时的摩擦，软骨有弹性，还能减缓运动时的震动和冲击。关节囊是很坚韧的一种结缔组织，附着于关节的周围，把相邻两骨牢固地联系起来。关节囊外层为纤维膜，内层为滑膜，滑膜可分泌滑液，减少运动时的摩擦。关节腔是由关节软骨和关节囊围成的狭窄间隙，正常时只含有少许滑液，关节腔内呈负压，对维持关节的稳固有一定的作用。

从关节结构中可以看到，平时应避免某一关节长时间只做一个动作，如长时间站立、

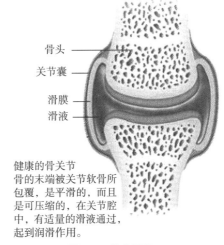

骨头
关节囊
滑膜
滑液

健康的骨关节
骨的末端被关节软骨所包覆，是平滑的，而且是可压缩的，在关节腔中，有适量的滑液通过，起到润滑作用。

图1-5 关节示意

曲膝与坐在电视、电脑前，这样会造成膝关节、颈椎关节、腰椎关节周围肌肉的血液循环不良，久而久之，就会发生关节的损坏。无论睡眠、走路或坐下，都要保持正确的姿势，绝不勉强做超过关节所能承受的事情，比如破核桃壳时，不要用牙咬或手捏，以免损害牙或手指关节。如果关节出现疼痛，就不要勉强外出活动，还应检查近期的活动方法、时间或量是否不当。运动或搬运重物时，应尽量利用较大和有力的关节，如手提重物时，尽量不要用手指，而用手臂和肘关节；需要做支撑动作时，不要单用手指，而要以手掌来支撑。肢体的小关节，如手指关节一般比较脆弱，韧带的力量较弱，使用不当，容易受损伤或变形。

随着年龄的增长，人体的骨质吸收会超过骨质形成，骨内水分增多，骨钙减少，骨密度降低，骨质疏松，脆性增加，易发生骨折、肋软骨钙化、骨质畸形；关节软骨含水量和亲水性黏多糖减少，软骨素减少，滑膜萎缩、变薄，关节软骨和滑膜钙化，纤维化失去弹性，使关节活动受到严重影响，引起疼痛、骨质增生，产生骨刺等。

2.肌肉系统

肌肉系统由肌肉组成，可以帮助你运动和保持身体姿势。人体肌肉质量差不多占了体重的一半，它们无时无刻不在工作，甚至在你完全静止不动时也是如此。比如，心脏就是一大块肌肉，它一直在跳动，直到你生命终止；胃部肌肉收缩，帮助你消化食物；眼睛中的微小肌肉让你聚焦视线；等等。每块肌肉都由许许多多的肌纤维组成，它们很结实，但长短悬殊，短的只有0.1厘米，长的可以超过33厘米，各块肌肉模样也有很大差别，有的细长，有的粗短，有的呈三角形，但多数肌肉为梭子状，中间宽大，两头尖细。

按照结构与功能的不同，肌肉可以分为心肌、平滑肌和骨骼肌。所有肌肉的工作原理都是相同的：通过收缩（缩短）和松弛（伸长）来发起运动。依据收缩和松弛是否受人的意识控制，肌肉可以分为随意肌和不随意肌。能够根据人的意志随意运动的肌肉叫随意肌；心肌、胃部肌肉以及肠部肌肉等不受自我意志控制的肌肉叫不随意肌。心肌只存在于心肌壁，其肌肉结构比较特殊，它会持续收缩和舒张，把血泵到全身，且永不倦怠，属于不受人的自我意志控制的不随意肌。平滑肌由细长的细胞或肌纤维构成，没有横纹，主要分布在体内中空器官的周壁上，内脏、呼吸道和尿道的平滑肌占人体体重的5%~10%，有较大的伸展性，它能够拉长、扩大，收缩起来缓慢而持久，同心肌一样属于不随意肌。骨骼肌是指附着在骨骼上面的肌肉，主要存在于躯干和四肢，受人的意识控制，属于随意肌。一个人的身体中大约有640块骨骼肌，按照其位置、形态、大小、起止点、作用或肌束走行方向来命名

（见图 1-6）。每一块骨骼肌都具有一定的位置、形态、结构和辅助装置，并有丰富的血管、淋巴管和神经分布，可以在躯体神经的支配下收缩或舒张，执行一定的功能，所以每块骨骼肌都可视为一个器官。

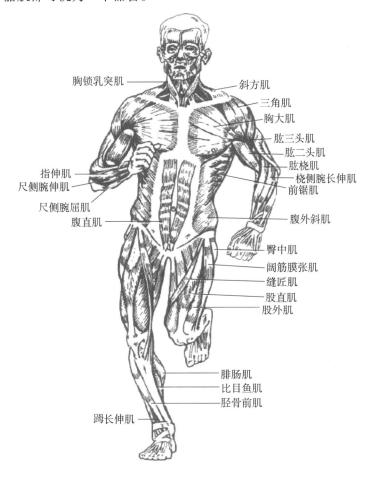

图 1-6　人体肌肉

图片来源：http://blog.sina.com.cn/s/blog_5f75d0e00100cr1v.html.

　　骨骼肌包括肌腹和肌腱两部分。肌腹是肌的主体，由横纹肌纤维组成；肌腱呈索条或扁带状，由胶原纤维构成，无收缩能力。骨骼肌多借两端肌腱附着于两块或两块以上的骨面上。骨骼肌是运动系统的动力部分，当一块骨骼肌收缩时，它会拉动连在一起的骨头，使两骨彼此靠近或分离，引发关节处的身体运动，使我们做出各式各样的姿势和动作。肌肉在紧张或收缩时所表现出来的抵抗阻力的能力为肌肉力量，肌肉力量是实现一切身体活动的基础，人体所有的生活、生产和运动几乎都是对抗阻力而产生的。根据肌肉的收缩形式，肌肉力量可分为静力性力量和动力性力量两种。肌肉耐力则是指肌肉在某一负荷下能长时间保持收缩的能力，通常用次最大收缩时所能重复的次数或次最大收缩下所能坚持的时间（静力耐力）来测定。抗阻训练可以提高肌肉力量和肌肉耐力。

随着年龄的增长，骨骼肌细胞水分减少，肌纤维变细，体积明显减小，肌肉力量和耐力也将降低。平时会出现的肌肉问题主要包括：因姿势或动作不当导致肌肉被过度拉伸而发生扭伤；因肌肉使用过度或脱水导致肌肉突然收缩但又无法松弛时，发生的肌肉抽筋；腹肌软弱无力，无法通过韧带来支撑脊柱时，会导致腰部疼痛等。

即问即答：了解运动系统对于我们保持健康有何帮助？

（二）循环系统和呼吸系统

为了能够让人体内的细胞健康地生活，就必须向它们提供足量的氧气和营养，并带走细胞产生的代谢物，以保持机体内环境的稳态、新陈代谢的进行和维持正常的生命活动，负责这一工作的身体系统是循环系统。与此同时，身体的另一系统——呼吸系统则负责将氧气源源不断地供给循环系统，同时又将代谢物二氧化碳排出体外。

健康小知识

人体内环境的稳态

生理学将机体生存的外界环境称为外环境，包括自然环境和社会环境，将体内各种组织细胞直接接触并赖以生存的环境称为内环境。人体内环境主要由细胞外液（分布在细胞外的体液，包括血浆、组织液、淋巴液和脑脊液）组成。

细胞外液含有各种无机盐和细胞必需的营养物质，还含有氧、二氧化碳及细胞代谢产物。正常细胞通过细胞膜进行细胞内液和细胞外液之间的物质交换，以维持细胞生命活动的进行。

内环境的稳态是指内环境的理化性质，如温度、酸碱度、渗透压和各种液体成分的相对恒定状态。法国生理学家 Bernard（贝尔纳）在 1857 年提出了内环境的概念，并指出：内环境的相对稳定是机体能自由和独立生存的首要条件。

内环境的稳态并不是静止不变的固定状态，而是理化因素在各种生理活动的调节下达到动态平衡的一种相对恒定的状态。稳态的维持是机体自我调节的结果。

维持内环境的稳态是保证机体正常生命活动的必要条件。若内环境的理化条件发生重大变化或急骤变化，超过机体本身调节与维持稳态的能力，则机体的正常功能会受到严重影响。如高热、低氧、水和电解质紊乱等，都将损害细胞功能，引起疾病，甚至危及生命。

资料来源：王庭槐.生理学.9版.北京：人民卫生出版社，2019：8-9.

循环系统是一个分布于全身各处的连续封闭的管道系统，就像一个复杂的运输系统，采用特别的运输工具，将氧、各种营养物质、激素等输送给体内的细胞，并将细胞产生的代谢产物及二氧化碳等输送到肾、肺、皮肤等，排出体外，以此保证身体持续不断地新陈代谢。循环系统包括起主要作用的心血管系统和起辅助作用的淋巴系统，如图 1-7 所示。心血管系统内循环流动的是血液，淋巴系统内循环流动的是淋巴液。

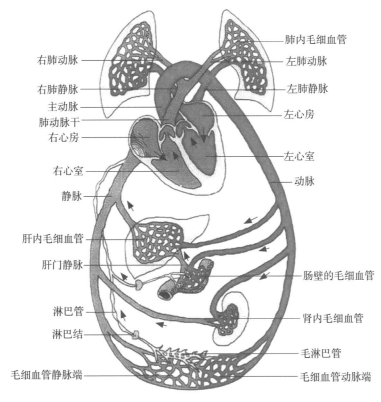

图 1-7　循环系统示意

图片来源：https://baike.sogou.com/v628986.htm?ch=wenwen.relative.

1. 心血管系统

如图 1-8 所示，心血管系统是指由心脏、血液和血管（动脉、静脉和毛细血管）组成的系统。在整个生命活动过程中，心脏不停地跳动，推动血液在心血管系统内流动，构成血液循环。心脏是血液循环的动力器官，位于胸腔内、两肺之间，像个前后略扁的圆锥体，每分钟搏动约 75 次，每天搏动超过 10 万次，以保持血液在体内持续循环；动脉将心脏输出的血液运送到全身各器官，是离心的管道；静脉则把全身各器官的血液带回心脏，是回心的管道；毛细血管是位于小动脉与小静脉间的微细管道，管壁薄，有通透性，是进行物质交换和气体交换的场所。

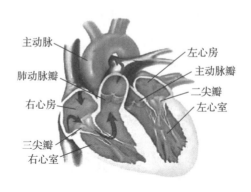

图 1-8　正常心脏循环

　　心血管系统的核心是心脏。心脏由四个腔组成：左右心房接收血液，左右心室输出血液。当心肌收缩时，左心室泵血到主动脉，经主动脉及其各级分支流向全身毛细血管网，毛细血管与组织、细胞进行物质和气体交换，送去养分（氧气和营养物质），带走二氧化碳和代谢物，流经小静脉、大静脉，汇集成上、下腔静脉，最后回流到右心房，这一循环叫作体循环，因为线路较长，也叫大循环。自体循环回右心房的静脉血进入右心室后，从右心室搏出，经肺动脉及其各级分支到达肺泡壁毛细血管网进行气体交换，释放二氧化碳，带走氧气，然后经肺静脉将含氧丰富的动脉血运回左心房，这一循环叫作肺循环，因路线较短，也叫小循环。

　　血管是一个连续且相对密闭的管道系统。血管系统中动脉、毛细血管和静脉依次串联，以实现血液运输和物质交换的生理功能。除毛细血管外，所有的血管壁从内向外依次由内膜、中膜和外膜构成。内膜由内皮细胞和内皮下层组成，内皮细胞构成通透性屏障，管壁内外两侧的液体、气体和大分子物质可选择性透过此屏障，它还可作为血管内衬面为血液流动提供光滑的表面，同时内皮细胞还能合成和分泌多种生物活性物质；中膜由丰富的弹性纤维、胶原纤维和平滑肌组成，弹性纤维可使动脉扩张或回缩，平滑肌的收缩和扩张可调节器官和组织的血流量；外膜是包裹在血管外层的疏松结缔组织，除弹性纤维、胶原纤维外，还含有多种细胞。毛细血管是血管系统中最小的血管，管壁由单层内皮细胞构成，通透性很高，是血管内血液和血管外组织液进行物质交换的场所。流经全身的血液为身体中的每一个细胞提供氧气和营养物质，帮助排出代谢物，从而维持机体正常运转，保护身体免受感染和疾病。

血液是存在于心血管系统中不断循环流动的结缔组织，是机体内环境中最活跃的部分。正常血液为红色黏稠液体，由血浆和悬浮其中的血细胞（红细胞、白细胞和血小板）组成。血浆是血液中的液体部分，主要成分是水、血浆蛋白、电解质、气体、营养物质、代谢废物和激素等。血浆中生活着起滋养和保护功能的血细胞：红细胞通过血红蛋白运载氧气和二氧化碳；白细胞攻击和摧毁进入身体的病菌，阻止它们引发感染，是机体防御系统的一个重要组成部分；血小板是血液中的细小部分，可以帮助血液凝固和生理性止血。

血管内流动的血液对动脉侧壁造成的单位面积上的压力，称为血压。"收缩压"是指心室收缩射血时血液对动脉壁产生的最高压力；"舒张压"是指心室舒张时血液对动脉壁产生的最低压力。如果人体血压正常，血液会有序流过动脉，而高血压则会损害动脉壁并加重心脏负担。血压持续升高会引起心、脑、肾、血管等器官的继发性病变。

常见的心血管问题包括：脂肪在动脉内壁堆积，导致动脉硬化；静脉回流受阻引起组织水肿；高血压使心脏工作负荷过大，并损害动脉；流到心脏某些部分的血液受阻导致心脏病；负责输送血液到大脑的动脉破裂或受阻导致中风等。

2. 淋巴系统

除了心血管系统中的动脉网和静脉网以外，人体中还有第三个管网系统，称为淋巴系统。淋巴系统类似于静脉系统，运输一种清亮、无色、源于血液的称为淋巴的液体。血液流经毛细血管动脉端时，一些成分经毛细血管进入组织间隙形成组织液，组织液与细胞进行物质交换后，大部分（90%）经毛细血管静脉端吸收入静脉，小部分（10%）水分以及大分子物质进入毛细淋巴管，形成淋巴液，淋巴液沿着一系列的淋巴管道和淋巴结的淋巴窦向心脏流动，最终汇入静脉。因此，淋巴系统也被认为是心血管系统的辅助系统，其功能是协助静脉引流组织液。通过淋巴回流，回收组织液中的蛋白质到血液，运输肠道吸收的脂肪及其他营养物质入血液，清除组织液中不能被毛细血管吸收的较大分子和细菌等，同时可调节体液平衡，具有防御和免疫功能。

如图 1-9 所示，淋巴系统由淋巴液、淋巴管、淋巴结以及一些非淋巴结的淋巴组织或淋巴器官构成。淋巴液是指在淋巴管内流动的透明无色液体，由于淋巴液是由血液经毛细血管所渗出来的组织液，所以淋巴液的成分与血浆相似。淋巴液中的淋巴细胞是白细胞的一种，是一类具有免疫识别功能的细胞，按其发生迁移、表面分子和功能的不同，可分为 T 淋巴细胞（又名 T 细胞）、B 淋巴细胞（又名 B 细胞）和自然杀伤（NK）细胞。淋巴细胞是机体免疫应答功能的重要细胞成分，是淋巴系统几乎全部免疫功能的主要执行者，是对抗外界感染和监控体内细胞变异的一线"士兵"。

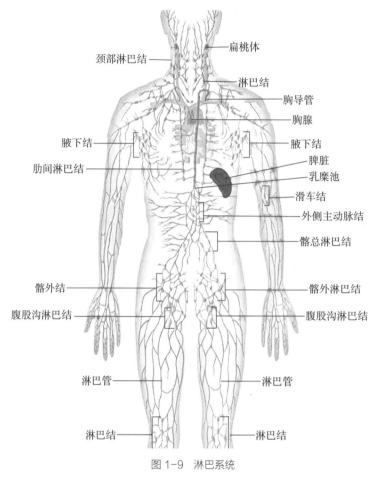

图 1-9　淋巴系统

图片来源：http://www.new.qq.com/rain/a/20201107a06dse.

　　淋巴管是运送淋巴的管道，它起始于组织间隙，最后注入静脉。淋巴管道具体可分为毛细淋巴管、淋巴管、淋巴干与淋巴导管。毛细淋巴管是淋巴管道的起始段，以膨大的盲端起始，互相吻合成毛细淋巴管网，然后汇入淋巴管。毛细淋巴管遍布全身各处，它由很薄的内皮细胞构成，通透性大，各种物质都容易进入毛细淋巴管。淋巴管由毛细淋巴管汇合而成，淋巴结串联其中。淋巴管的结构与静脉相似，外形呈串珠状。全身各部的淋巴管经过一系列淋巴结群中继后，在颈根部和膈下汇合成 9 条淋巴干，即左、右颈干，左、右锁骨下干，左、右支气管纵隔干，左、右腰干以及肠干。淋巴干汇合成两条淋巴导管：胸导管（左淋巴导管）和右淋巴导管，分别注入左、右静脉角。

　　淋巴组织是由网状组织和淋巴细胞共同构成的一种组织。它以网状组织为基础，网孔中充满大量的淋巴细胞和一些巨噬细胞、浆细胞等。淋巴组织主要有两种形态：

弥散淋巴组织与淋巴小结。弥散淋巴组织无固定形态，是以网状细胞和网状纤维形成支架，网孔中分布有大量松散的淋巴细胞，与周围的结缔组织无明显分界，除含有 T、B 淋巴细胞外，还有浆细胞和巨噬细胞、肥大细胞等。当弥散淋巴组织受抗原刺激时，可出现淋巴小结。淋巴小结又称淋巴滤泡，是呈圆形或椭圆形的密集淋巴组织，小结的形态明显，境界清晰，通常直径为 0.2~1.0 毫米。淋巴小结分散在全身各处淋巴回流的通路上，如颈、腋下、腹股沟、腘、肘、肠系膜及肺门等处。淋巴小结与淋巴管相连通，是淋巴回流的重要滤器，也是机体产生免疫反应的重要场所。淋巴小结内有一个生发中心，可以进行中型和大型淋巴细胞的分裂和增殖。淋巴小结的形态结构随生长发育程度和免疫功能状态而经常处于动态变化之中。

淋巴结属于淋巴器官，是由淋巴小结构成的独立器官，是淋巴管的过滤器。淋巴结穿插于淋巴管的行程中，并与淋巴管相通连，中间流淌着淋巴液。淋巴结的主要功能是：过滤淋巴、清除细菌和异物、产生淋巴细胞和进行免疫应答。淋巴结可以过滤淋巴中的异物、细菌、肿瘤细胞，过滤出的物质在淋巴结内被巨噬细胞消灭，过滤后的淋巴从输出管再次进入循环系统。每个淋巴结的输出管少于输入管，一个淋巴结的输出管可为另一淋巴结的输入管。

淋巴器官是指有被膜的淋巴组织，是由淋巴小结聚集形成的独立器官，其功能与淋巴结相似，它们都能产生淋巴细胞，在体内实现免疫功能，故称免疫器官，包括胸腺、脾、扁桃体等。胸腺是中枢淋巴器官，培育、选择和向周围淋巴器官（淋巴结、脾、扁桃体）以及淋巴组织输送 T 淋巴细胞。脾是体内最大的淋巴器官，位于腹腔左季肋部，第 9~11 肋，其长轴与第 10 肋一致。脾结构基本上与淋巴结相似，由被膜、小梁及淋巴组织构成。脾脏具有储血、造血、清除衰老红细胞和进行免疫应答的功能。脾脏是人体的"血库"，当人体休息、安静时，它储存血液，当处于运动、失血、缺氧等应激状态时，它又将血液排送到血循环中，以增加血容量；脾脏犹如一台"过滤器"，当血液中出现病菌、抗原、异物、原虫时，脾脏中的巨噬细胞、淋巴细胞就会将其吃掉；脾脏还可以制造免疫球蛋白等免疫物质，产生淋巴细胞，发挥免疫作用；脾也是血循环中重要的过滤器，能清除血液中的异物、病菌以及衰老死亡的细胞，特别是红细胞和血小板，脾功能亢进时可能会引起红细胞及血小板的减少。

综上所述，淋巴系统是机体重要的防御和免疫组织系统。沿着毛细淋巴管有 100 多个淋巴结或淋巴腺，分散于身体各部分的淋巴结似一过滤装置，当淋巴液流过每个淋巴结时，淋巴结可以滤出微生物和毒素，并加以消灭，以阻止感染蔓延。而淋巴腺不仅能过滤并对抗外来入侵的病毒及细菌，而且还可以制造淋巴细胞。当身体某一部分有病毒侵入时，该部位附近的淋巴腺（结）内的淋巴细胞便会运用免疫功能，对抗外来之病菌以保护身体。人受伤以后组织会肿胀，也要靠淋巴系统来排除积聚的液体，以恢复正常的液体循环。

即问即答： 了解淋巴系统，对你保持健康有何帮助？

3.呼吸系统

机体生命活动所需要的能量，是由各种营养物质氧化时所释放的。进行氧化作用所需要的氧气需要从外界获得，所产生的代谢物二氧化碳也必须排出体外，机体与外界环境之间的气体交换过程称为呼吸。呼吸是维持机体正常生命活动、保持内环境稳定的基本生理功能之一，一旦呼吸停止，生命也将终止。

呼吸系统是指为身体细胞提供氧气并排出二氧化碳的身体系统。在人们的每一次呼吸中，这个系统都在工作。如图1-10所示，呼吸系统由呼吸道（鼻腔、咽、喉、气管、支气管）和肺组成。呼吸运行从鼻和口开始。当我们吸气时，含有氧气的空气就会经过鼻子和口腔，在这里经过加温、加湿后通过喉进入气管。"气管"是空气进入肺部的管道。"肺"是人体胸腔内的一个器官，负

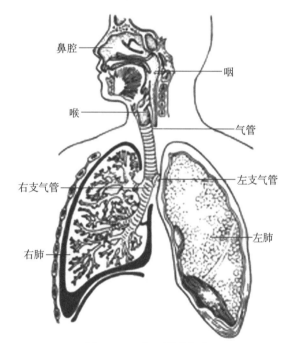

图1-10　呼吸系统的构成

责为血液提供氧气，并排出血液中的二氧化碳。当空气在气管中向下移动时，纤毛会对它进行清洁。"纤毛"是气管中像头发一样的结构，可以捕捉和清除灰尘与其他微粒。空气通过气管后，会进入支气管中。"支气管"是两根让空气进入肺部的短管。在左右肺里，支气管又分支出很多很小的管子，最后进入细支气管。"细支气管"是将空气导入肺泡的细微管子。"肺泡"是细支气管末端的气囊，可以与毛细血管进行气体交换。一个人的两个肺大约有7亿个肺泡，肺泡被毛细血管围绕，每次吸气时，空气会进入细小的肺泡中，氧气通过肺泡壁进入血液。血液获得氧气后，离开肺脏到达

心脏，通过心脏将血液泵出流经我们的身体，向组织细胞和器官提供氧气。细胞使用氧气的同时，会产生二氧化碳并被血液吸收，血液随后将二氧化碳带到肺脏，经过毛细血管进入肺泡中，通过呼气被排出体外。

由此可见，呼吸过程不仅需要依靠呼吸系统来完成，还需要血液循环系统的配合。而这种协调配合，以及它们与机体代谢水平的相适应，又都受神经和体液因素的调节。进一步的，一个人之所以能够呼气和吸气，是因为在胸部和腹部之间有一块薄薄的、穹顶形的肌肉——横膈肌。肺本身不能主动扩张和缩小，需要借助于胸廓的运动，再加上胸膜腔的特殊结构，才能使肺能随胸廓一起扩大或缩小来实现呼气和吸气。能使胸廓扩大产生吸气动作的主要是膈肌和肋间外肌的收缩，使胸廓缩小产生呼气动作的主要是肋间内肌和腹肌的收缩、膈肌和肋间外肌的舒张。其中，以肋间外肌舒缩活动为主的呼吸运动称为胸式呼吸，因为肋间外肌舒缩活动可引起胸部的明显起伏；以膈肌舒缩活动为主的呼吸运动称为腹式呼吸，因为膈肌的舒缩可引起腹腔内器官的位移，造成腹部的明显起伏。

呼吸是维持机体新陈代谢和其他功能活动所必需的基本生理过程之一，正是通过呼吸，人体才能确保新陈代谢的正常进行。有资料表明，人若不呼吸，仅能维持5分钟。由此可见，一个人的呼吸机能对于人体而言是多么的重要。

即问即答：根据前述知识，请解释为什么主动调整作息有益健康？

（三）消化系统和泌尿系统

人体要想维持生命并保持最佳的健康状态，就必须不断地从外界摄取和消化食物，并及时排出废物。这些重要的任务是由消化系统和泌尿系统来完成的。

1. 消化系统

如图 1-11 所示，消化系统由消化道和消化腺两大部分组成。消化道是一条起自口腔，延续咽、食道、胃、小肠、大肠，直至肛门的很长的肌性管道，其中经过的器官包括口腔、咽、食道、胃、小肠（十二指肠、空肠、回肠）和大肠（盲肠、阑尾、结肠、直肠、肛管）。临床上常把从口腔到十二指肠的这一段称为上消化道，空肠以下的部分称为下消化道。消化腺是分泌消化液的腺体，有小消化腺和大消化腺两类。小消化腺散布于消化道各部的管壁内，大消化腺有三对唾液腺（腮腺、下颌下腺、舌下腺）、肝脏和胰脏，它们均借助于导管，将分泌物排入消化道内。消化液主要由各种消化酶、无机离子和水组成。

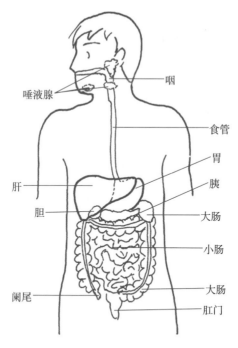

咽

唾液腺

食管

胃

胰

肝

胆

大肠

小肠

阑尾

大肠

肛门

图 1-11　消化系统结构

　　人体共有 5 种消化腺，分别为：分泌唾液、唾液淀粉酶，将淀粉初步分解成麦芽糖的唾液腺；分泌胃液，将蛋白质初步分解成多肽的胃腺；分泌胆汁并具有解毒功能的肝脏，胆汁储存在胆囊中，可以将大分子的脂肪初步分解成小分子的脂肪（这一物理消化过程，称为"乳化"），并促进脂肪和脂溶性维生素的吸收；分泌胰液的胰腺，胰液是对糖类、脂肪、蛋白质都有消化作用的消化液；分泌肠液的肠腺，将麦芽糖分解成葡萄糖，将多肽分解成氨基酸，将小分子的脂肪分解成甘油和脂肪酸，也是对糖类、脂肪、蛋白质有消化作用的消化液。消化腺每日分泌的消化液为 6~8 升。

　　消化系统的主要功能是对人体摄入的食物进行消化和吸收，为机体的新陈代谢提供所需的物质和能量。食物在消化道内被分解成可吸收的小分子物质的过程称为"消化"。食物经过消化后，通过消化管黏膜上皮细胞进入血液和淋巴液的过程叫"吸收"。消化和吸收是两个紧密相连的过程。消化又包括机械性消化和化学性消化。机械性消化是通过消化管壁肌肉的收缩活动，将食物磨碎，使食物与消化液充分混合，并使消化了的食物成分与消化管壁紧密接触而便于吸收，使不能消化的食物残渣由消化道末端排出体外的过程。化学性消化是通过消化腺分泌的消化液对食物进行化学分解，使之成为可被吸收的小分子物质的过程。在正常情况下，机械性消化和化学性消化是同时进行、互相配合的。

　　食物的消化是从口腔开始的，经牙齿撕咬、磨碎后，与唾液腺分泌的唾液混合。唾液会促进食物的分解，并为吞咽做好准备。吞咽下去的食物从食道进入胃，即受到胃壁肌肉的机械性消化和胃液的化学性消化的作用，此时，食物中的蛋白质被胃液中的胃蛋白酶（在胃酸参与下）初步分解，胃内食物变成粥样的食糜状态，小量多次地通过幽门向十二指肠推送。食糜由胃进入十二指肠后，开始了小肠内的消化。小肠是消化、吸收营养的主要场所，食物在小肠内受到胰液、胆汁和小肠液的化学性消化以及小肠的机械性消化，各种营养成分逐渐被分解为简单的可吸收的小分子物质在小肠内吸收，小肠内壁覆盖着数以百万计的细微的、像手指一样的长绒毛，可以吸收食物中的水分和营养物质，并把它们传递到血液中，由血液带到全身各处。因此，食物通过小肠后，消化过程已基本完成，只留下难以消化的食物残渣，从小肠进入大肠。大肠无消化作用，仅具有一定的吸收功能，吸收少量水、无机盐和部分维生素。大肠的另一个作用是为消化吸收后的食物残渣提供暂储存场所，并为把残渣排出体外做好准备。当大肠装满时，下部会收缩，从而把废物排出体外，完成整个消化吸收过程。整个消化道的活动受外来的自主神经系统和消化道内在神经系统的支配，两者共同调节消化道的运动和消化腺的分泌。

　　即问即答： 细嚼慢咽和快吃快咽从消化角度来说，有什么差异？

2.泌尿系统

　　泌尿系统的功能是排出液体废物。如图 1-12 所示，泌尿系统由 1 对肾、两条输尿管、1 个膀胱和 1 条尿道组成。由肾产生的尿液经输尿管流入膀胱暂时贮存，当尿液达到一定数量后，经尿道排出体外。所以也可以说泌尿系统是造尿、输尿、贮尿、排尿等器官的总称。

　　尿是在两个肾中产生的。

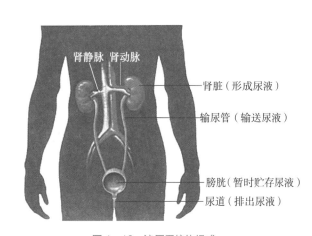

肾静脉　肾动脉

肾脏（形成尿液）
输尿管（输送尿液）
膀胱（暂时贮存尿液）
尿道（排出尿液）

图 1- 12　泌尿系统的组成

肾脏为成对的扁豆状器官，位于腹膜后脊柱两旁浅窝中。肾脏的构成如图 1-13 所示。肾脏一侧有一凹陷，叫作肾门，它是肾静脉、肾动脉出入肾脏以及输尿管与肾脏连接的部位。这些出入肾门的结构，被结缔组织包裹，合称肾蒂。由肾门凹向肾内，有一个较大的腔，称肾窦。肾窦由肾实质围成，窦内含有肾动脉、肾静脉、淋巴管、肾小盏、肾大盏、肾盂和脂肪组织等。肾皮质位于肾实质表层，富含血管，新鲜时呈红褐色，由 100 多万个肾单位组成。肾小球是个血管球，它由肾动脉分支形成。肾小球外有肾小囊包绕，肾小囊分两层，两层之间有囊腔与肾小管的管腔相通。当血液流过肾小球时，由于压力关系，就滤出一种和血浆一样但不含蛋白质的液体叫原尿。原尿通过囊腔进入肾小管时，肾小管又将其中绝大部分水、全部的糖和一部分盐重新吸收，送回血液，大部分氮不再吸回。剩下的含有残余物质的浓缩液体就是尿，约占原尿的 1%。肾小管将尿汇到集合管，若干集合管汇合到乳头管（组成肾髓质的 10~20 个锥体的尖端），尿液由此流入肾小盏。相邻 2~3 个肾小盏合成一个肾大盏，每肾有 2~3 个肾大盏，肾大盏汇合成扁平漏斗状的肾盂。肾盂出肾门后逐渐缩窄变细，移行于输尿管。因此，尿液的生成有赖于肾小球的滤过、肾小管和集合管的重吸收与分泌功能。肾小球滤过膜的通透性和面积、肾小球毛细血管压、肾血流量、肾交感神经释放的去甲肾上腺素以及血管升压素等多种体液，会影响和调节尿液的生成。正常人一天尿量为 1000~2000 毫升，一般呈淡黄色，比重为 1.003~1.030。

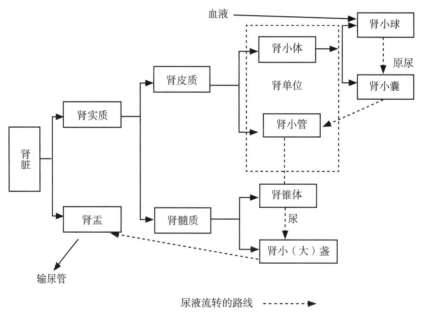

图 1-13　肾脏的组成

输尿管是一对细长的管道，全长 20~30 厘米，上连肾盂，下入膀胱，中间有 3 个狭窄处，是结石滞留部位。输尿管通过肌肉持续不断地挤压和放松以保持尿液的流动。膀胱是贮尿器官，大小、形状随着尿液多少而变化，一个正常大小的膀胱可以容纳两杯尿液（350~500毫升）。膀胱三角在两个输尿管口和尿道内口三者连线之间，空虚时也显平滑，这里是肿瘤和结核的好发部位。在膀胱装满时，它上面的感受器就会产生排尿的冲动。在大脑皮层和脊髓排尿中枢的控制下，膀胱中的肌肉会控制尿液释放到尿道，从而将尿从膀胱排到体外。排尿或储尿任何一个过程发生障碍，均可出现排尿异常：如果相关神经系统受损伤，可能引起尿失禁；如果尿液不能从膀胱排出而过多储存在膀胱内，会形成尿潴留；由于膀胱炎症引起排尿次数过多，即出现尿频。

即问即答：根据上述知识，糖尿病患者出现糖尿和多尿的可能原因是什么？

（四）神经系统和感觉器

神经系统是机体内对人体生理功能活动的调节起主导作用的系统。神经系统通过感受器感受和接受内外环境变化的各种信息，对其进行分析、整合，然后发出指令对器官、系统的功能进行调节，并协调人体各器官、系统之间的功能联系，以维持机体内环境的稳定。神经系统控制和指挥着我们所做的每一件事，包括思考、回忆、说话、运动、感觉和感受等。

如图 1-14 所示，神经系统由位于颅腔内的脑和椎管内的脊髓构成的中枢神经系统，以及与之相连并分布于外周的周围神经系统组成。神经系统的主要功能可概括为：对机体内外环境的变化进行感觉和分析，并通过其传出信息的变化调控整个机体予以应对。从过程角度看，神经系统的调节功能可分为信息接收（感觉）、处理（分析）和输出（如运动调控）三个阶段或环节。感觉的产生是感受器或感觉器官、神经传导通路和感觉中枢三部分共同活动的结果。感受器主要由分布于人体体表或组织内部的一些专门感受刺激的结构或装置构成，它们能够将各种刺激的能量，如声能、光能、热能、机械能等转化为生物电能，以

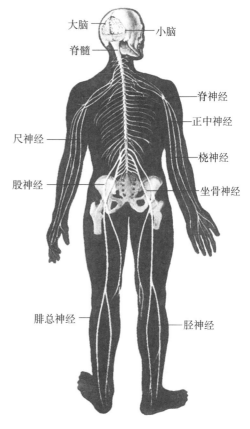

图 1-14 神经系统

大脑　小脑　脊髓　脊神经　正中神经　尺神经　桡神经　股神经　坐骨神经　腓总神经　胫神经

神经冲动的方式经感觉神经传入中枢的特定区域，从而使人产生各种感觉。大脑将这些感觉信息分析整合后发出指令，沿传出纤维经脑干和脊髓的运动神经元，到达躯体和内脏效应器，对刺激做出反应。

健康小知识

刺激与反应

在生理学中，将凡是能引起机体发生反应的内、外环境变化统称为刺激。按照性质不同，刺激可分为物理性（如声、光、电、机械、温度等）、化学性（如酸、碱等）、生物性（如细菌、病毒、真菌）等类型。社会、精神、心理因素的变化作为刺激，对人类健康的影响也愈来愈受到重视。

机体受到刺激后所发生的某种功能活动的变化称为反应。反应包括兴奋和抑制两种形式。受到刺激时，如果是功能活动从无到有，或从弱到强，即为兴奋；反之，功能从有到无，或从强到弱，即为抑制。生理学中将受到刺激后能够产生动作电位的细胞称为可兴奋细胞（研究表明：神经细胞、肌细胞和部分腺细胞在受刺激后，首先发生的反应均是产生动作电位）。对于可兴奋细胞而言，兴奋也指细胞产生动作电位的过程。

刺激能否引起反应，与刺激的强度和刺激持续的时间以及强度对时间的变化率有关，刺激只有达到一定的强度才能引起反应。如刺激过大或机体对刺激的反应过于强烈，都有可能造成机体的损伤，导致疾病的发生。

资料来源：周华，崔慧先．人体解剖生理学．7版．北京：人民卫生出版社，2016：5.

1.感受器和感觉器官

人体内有众多的感受器。根据感受器所在部位和接受刺激的来源，可分为内感受器、外感受器和本体感受器。内感受器分布在内脏器官和心血管等处，接受体内环境的物理和化学刺激，如渗透压、压力、温度、离子和化合物浓度等的变化；外感受器分布于皮肤、黏膜、视器和听器之处，感受来自外界环境的刺激，如痛、温、触、压、光、声等；本体感受器分布在肌、肌腱、关节、韧带和内耳的位觉器等处，接受机体运动和平衡变化时产生的刺激。根据感受器特化程度的不同，可分为一般感受器和特殊感受器。一般感受器分布于全身各部，如分布于皮肤的痛觉、温觉、触觉、压觉感受器，以及分布于肌、肌腱、关节、内脏及心血管的感受器；特殊感受器主要是指分布于头部的包括视觉、听觉、嗅觉、味觉、平衡觉的感受器。

感受器的结构具有多样性。最简单的感受器是感觉神经元的一部分，如游离神经末梢，能够感受痛觉和温度变化；有一些感受器是一些高度分化的感受细胞，如视网膜中的感光细胞和内耳中的毛细胞。这些感受细胞连同它们的附属结构（如眼的屈光系统、耳的集音与传音装置），就构成了专门感受某一特定感觉类型的器官，即感觉器官，如眼、耳、鼻等特殊感受器。

即问即答： 感受器或感觉器官受损会给人体健康带来什么影响？

一种感受器通常只对某种特定形式的刺激最敏感，这种形式的刺激即为该感受器的适宜刺激。如光波是视网膜感光细胞的适宜刺激，声波是耳蜗毛细胞的适宜刺激。引起某种感觉所需要的最小刺激强度称为感觉阈值。感受器对一些非适宜刺激也可能产生反应，但通常感觉阈值很大。因此，机体内外环境中各种形式的刺激，总是首先作用于和它们相对应的感受器。

感受器是一种生物换能器，其功能是将作用于它们的特定形式的刺激能量，转换为传入神经的动作电位（这种能量转换称为感受器的换能作用）。感受器电位可通过改变其幅度、持续时间和波动方向，真实地传导外界刺激信号所携带的信息。感受器在将外界刺激转换为传入神经动作电位时，不仅发生了能量的转换，也将刺激所包含的环境变化信息转移到了动作电位的序列中，起到了信息的转移作用。这些动作电位通过特定的神经通路传向特定的大脑皮层感觉区，由大脑进行整合处理和加工分析后形成某种感觉。

2.神经元与神经胶质细胞

神经系统是由数量巨大的神经元和神经胶质细胞组成的一个有序的神经网络。神经元是神经系统中进行信号处理的基本单位，对神经元起着支持、保护及营养作用的是神经胶质细胞。

神经元是一类为执行多样化调节功能而在形态和功能上高度分化的特殊细胞。如图 1-15 所示，各类神经元的大小和形态尽管相差很大，但通常都有胞体、多个树突和一条轴突。胞体是神经元的代谢中心，神经元的胞体向外突起部分按形态结构分为树突和轴突。轴突末端形成许多分支（神经末梢），每个分支末梢膨大呈球状，称为突触小体，突触小体与其他神经元相接触形成突触。突触可分为化学性突触和电突触两类，其中化学性突触传递是以神经递质为媒介而进行的信息交流形式，是神经系统信息传递的主要方式。神经元的主要功能是接受、整合、传导和传递信息，其中胞体和树突主要负责接受和整合信息，神经元的轴丘（轴突起始处的特化区）和轴突分别负责动作电位产生和传导，突触末

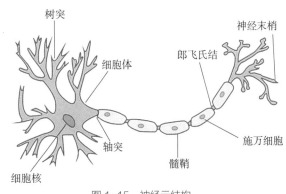

图 1-15　神经元结构

梢负责释放递质、向效应细胞或其他神经元传递信息。依据神经元的功能和传导方向可将神经元分为感觉神经元、运动神经元和联络神经元。

神经胶质细胞是神经组织中的另一类主要细胞，其数量是神经细胞的数十倍。神经胶质细胞主要包括星形胶质细胞、成髓鞘胶质细胞（少突胶质细胞和施万细胞）、小胶质细胞。神经胶质细胞的突起无树突和轴突之分，细胞间不形成化学性突触，但普遍存在缝隙连接。神经胶质细胞终身具有分裂增殖能力，当神经系统受到损伤或发生病变时，神经胶质细胞能增殖，以填补神经元缺损所留下的空间。总体而言，神经胶质细胞主要对神经元起支持、营养、保护和修复作用。

3. 中枢神经系统

中枢神经系统是神经系统的主要部分，其位置位于人体的中轴，由脑和脊髓以及它们之间的连接成分组成。在中枢神经系统内，大量神经细胞聚集在一起，有机地构成网络或回路；中枢神经系统的主要功能是传递、储存和加工信息，它接受全身各处传入的信息，经它整合加工后成为协调的运动性传出，支配与控制人体的全部行为，或者储存在中枢神经系统内成为学习、记忆的神经基础。

人类中枢神经系统由胚胎时身体背侧的神经管发育而成。神经管的头端演变成脑，尾端成为脊髓。其中，脑是中枢神经系统的主要部分，是思维的中心和身体其余部分的控制中心。如图 1-16 所示，人脑包括端脑（大脑）、间脑、小脑、脑干四部分，端脑和间脑合称为前脑，脑桥和小脑合称为后脑，中脑、脑桥和延髓组成脑干，其中分布着很多由神经细胞集中而成的神经核或神经中枢，并有大量上、下行的神经纤维束通过，连接大脑、小脑和脊髓，在形态上和机能上把中枢神经各部分联系为一个整体。脑的各部分功能如表 1-3 所示。

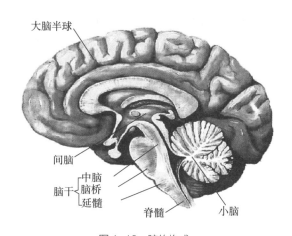

图 1-16　脑的构成

表 1-3　脑的各部分功能

组成部分		形状位置	功能	影响
端脑	大脑皮质	平均厚度为 2.5~3.0 毫米，面积约为 2200 平方厘米，上面布满了下凹的沟和凸出的回。分隔左右两半球的深沟底部，由胼胝体相连	大脑皮质是中枢神经系统中最重要的部分，除了控制感觉和肌肉的随意运动、视觉和听觉外，它还可以让我们思考和回忆、记忆和学习	脑皮质损伤会干扰言语、视觉、听力、运动和其他方面
	边缘系统	位于胼胝体之下，包括多种神经组织的复杂神经系统，包括部分丘脑、下丘脑、海马和杏仁核等	主司内脏活动、情绪反应和性活动等。海马的功能与学习、记忆有关，杏仁核的功能与动机、情绪有关	海马受损，记忆明显缺损
间脑（位于脑干与端脑之间，连接大脑半球和中脑）	丘脑（背侧丘脑）	是卵形的神经组织，其位置在胼胝体的下方	是最重要的感觉传导接替站。从脊髓传来的神经冲动，都先中止于丘脑，然后再由丘脑分别传送至大脑皮质的相关区域	如丘脑受损，将使感觉扭曲，无法正确了解周围的世界
	后丘脑	位于丘脑的后下方，中脑顶盖上方，由内外侧膝状体组成	属特异性中继核，内外侧膝状体分别接受听觉和视觉传入纤维，并中继到颞叶的听觉中枢和枕叶的视觉中枢	后丘脑受损会影响听觉或视觉
	上丘脑	位于间脑的背后侧与中脑顶盖前区相移行的部分	其中的松果体为内分泌腺，产生褪黑激素，具有抑制生殖腺和调节生物钟等作用	
	下丘脑	位于丘脑之下，其体积虽比丘脑小，但功能比丘脑复杂。它直接与大脑皮质的各区相连，又与主控内分泌系统的脑垂体连接	下丘脑是自主神经系统和内分泌系统的控制中心，控制水盐代谢、调节体温，并与饥、渴、性等生理性动机及情绪有关	如下丘脑受损，将导致内分泌功能混乱，使个体的饮食习惯与排泄功能、动机行为受到影响
	底丘脑	位于间脑与中脑过渡区，内含底丘脑核	底丘脑核为锥体外系反馈环路中重要的中继核	一侧底丘脑核受损，对侧肢体会产生不自主的颤搐

续表

组成部分		形状位置	功能	影响
脑干（位于颅后窝前部，上接间脑，下续脊髓，背面与小脑相连）	中脑	位于脑桥之上，恰好处在整个脑的中间。在中脑的中心有一个网状的神经组织，称为网状结构	中脑是视觉、听觉和运动的反射中枢。凡是瞳孔、眼球、肌肉等活动，均受中脑的控制	中脑发生损伤会导致眼球运动障碍、感觉障碍和运动障碍
	脑桥	位于延髓之上，是由神经纤维构成的较延髓为肥大的管状体	脑桥连接延髓与中脑。内有角膜反射中枢	如果出血会导致面部或肢体瘫痪
	延髓	位于脊髓的上端，与脊髓相连，呈细管状，大如手指	延髓的主要功能为控制呼吸、心跳、消化等；支配呼吸、排泄、吞咽、肠胃等活动	稍受损伤即危及生命
小脑（位于颅后窝）		位于脑桥之后，似似两个相连的皱纹半球	是机体重要的躯体运动调节中枢之一，其功能为主要参与躯体平衡和肌肉张力（肌紧张）的调节，以及随意运动的协调	如果小脑受损，会导致平衡失调、无法协调运动、肌张力低下等

脊髓是一条粗壮的神经细胞束，长长地贯穿在脊椎管内，前端枕骨大孔与脑相接，外连周围神经，31 对脊神经分布于它的两侧，后端达盆骨中部。

脊髓的功能有两个：一是传导功能，全身（除头外）以及大部分内脏器官的感觉，都要通过脊髓白质（由各种神经纤维聚集而成）才能传导到脑，从而产生感觉。而脑对躯干、四肢横纹肌的运动调节以及部分内脏器官的支配调节，也要通过脊髓白质的传导才能实现。若脊髓受损伤时，其上传下达功能便发生障碍，引起感觉障碍和躯体瘫痪。二是反射功能，脊髓灰质（由大量神经元胞体及其树突聚集而成）中有许多低级反射中枢，可完成某些基本的反射活动：如肌肉的牵张反射中枢、排尿排粪中枢、性功能活动的低级反射中枢、跖反射、膝跳反射和内脏反射等躯体反射。正常情况下，脊髓的反射活动都在高级中枢控制下进行。

4. 周围神经系统

周围神经系统是由中枢神经系统发出，导向人体各部分（包括肌肉、皮肤、内脏器官和腺体）的神经，也称外周神经系统，它将外周感受器和中枢神经系统连接起来。根据连于中枢的部位不同，分为连于脑的脑神经和连于脊髓的脊神经；还可根据分布的对象不同，分为分布于体表和骨骼肌的躯体神经以及分布于内脏、心血管和腺体的内脏神经。

周围神经的主要成分是神经纤维。神经纤维将来自外界或体内的各种刺激转变为神经信号，向中枢内传递的纤维为传入神经纤维，由这类纤维构成的神经称为传入神经或感觉神经；向周围的靶组织传递中枢冲动的神经纤维称为传出神经纤维，由这类神经纤维构成的神经称为传出神经或运动神经。周围神经系统担负着与身体各部分的联络工作，起传入和传出信息的作用。

12 对颅神经从脑分支出来，控制着面部和脖子的所有感觉和肌肉组织。按出入颅腔的前后顺序，12 对颅神经分别为嗅神经、视神经、动眼神经、滑车神经、三叉神经、外展神经、面神经、位听神经、舌咽神经、迷走神经、副神经和舌下神经。

31 对脊神经从脊柱分支出来，抵达器官、肌肉和身体的其余部分，其中包括 8 对颈神经、12 对胸神经、5 对腰神经、5 对骶神经、1 对尾神经。每对脊神经连于一个脊髓节段，每对脊髓前根连于脊髓前外侧沟，后根连于脊髓后外侧沟。一般前根属运动性的，后根属感觉性的，两者在椎间孔处合成一条脊神经。脊神经在椎孔内的位置是：前方同椎间盘与椎体相邻，后方有关节突关节与韧带。当这些结构发生运动损伤时，常常累及脊神经，会出现感觉与运动障碍等症状。

健康小知识

机体生理功能的调节

当内外部环境发生改变时，机体的各项功能活动必须及时做出适应性反应才能维持内环境的稳态，保证各项生命活动的正常进行。机体功能活动的这种适应性反应过程称为调节。体内各种生理功能的调节，包括神经调节、体液调节和自身调节，主要以反馈控制的形式进行。

其中，神经调节是由神经系统对生理功能所进行的调节，是人体生理功能调节中最主要的形式。神经调节的基本方式是反射，即在中枢神经系统的参与下，机体对内外环境的变化所做出的规律性反应，如进食引起唾液分泌增加，锻炼时心跳、呼吸加快。

反射活动的结构基础是反射弧。反射弧由五个部分组成，即感受器、传入神经、中枢、传出神经和效应器。感受器感受内外环境变化的刺激，并将刺激转变成神经冲动，经传入神经传向中枢，中枢接受传入神经信号，分析整合后发出传出信号，经传出神经到达效应器，从而改变效应器的活动，做出反应。反射弧中任何一个环节被阻断，反射将不能完成。

即问即答：根据上述知识，导致下肢瘫痪的可能原因是什么？

5. 表皮系统

表皮系统由覆盖和保护身体的部分构成，包括皮肤、头发和指甲等，包围在人体的外表面，保护人体免受细菌侵扰和外物侵害，并保持体内环境稳定，让我们可以安全地生活。

皮肤的厚度为 0.5~4 毫米，存在较大的个体、年龄和部位的差异，如眼睑、外阴、乳房的皮肤最薄，厚度约为0.5毫米，而掌跖部位皮肤最厚，可达3~4毫米。在结构上，皮肤分为表皮、真皮及皮下脂肪层三部分。

皮肤的功能主要包括：屏障功能，防御微生物、防护物理性损伤或化学性刺激、防止营养物质的丢失；通过角质层（此为主要途径）、毛囊、皮脂腺、汗管吸收脂溶性物质和油脂类物质以及少量水分和微量气体、多种重金属（如汞、铅、砷、铜等）、盐类；皮肤中感觉神经末梢和特殊感受器感受体内外的单一刺激，转换成一定的动作电位，沿神经纤维传入中枢，产生不同性质的感觉，如触觉、痛觉、压觉、冷觉和温觉，或皮肤中不同类型的感觉神经末梢或感受器共同感受的刺激传入中枢后，由大脑综合分析形成感觉，如湿、糙、硬、软、光滑等；通过汗腺和皮脂腺分泌排泄；通过遍布全身的外周温度感受器感受外界环境的温度变化，接受中枢信息，并通过血管舒缩、寒战或出汗等反应对体温进行调节；参与糖、脂类、蛋白质、水和电解质的代谢；通过细胞免疫和免疫分子形成一个复杂的网络系统，并与体内其他免疫系统相互作用，共同维持皮肤微环境和机体内环境的稳定。

即问即答：皮肤损伤可能会带来什么问题？

（五）内分泌系统

内分泌系统是由腺体组成的调节人体激素水平的身体系统，它与神经系统相互作用，密切配合，共同调节、整合机体的各种功能活动，维持内环境的相对稳定，是除神经系统以外的另一重要机能调节系统。其中，腺体是分泌激素的一组细胞或一个器官，激素是由内分泌细胞分泌的、通过体液在细胞间传递信息的高效生物活性物质，是机体体液调节的物质基础。通过激素这一化学信使，内分泌系统参与维持机体稳态、调节新陈代谢、促进生长发育、调节生殖过程。

如图1-17和表1-4所示，内分泌系统由内分泌腺和内分泌组织组成。内分泌腺又称内分泌器官，它们

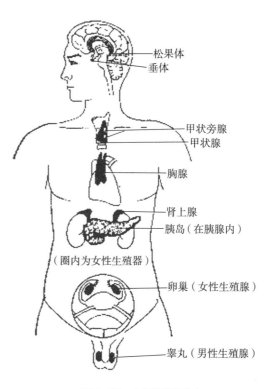

图1-17　内分泌腺的分布

松果体
垂体
甲状旁腺
甲状腺
胸腺
肾上腺
胰岛（在胰腺内）
（圈内为女性生殖器）
卵巢（女性生殖腺）
睾丸（男性生殖腺）

在形态结构上是独立存在、肉眼可见的器官，如脑垂体、松果体、甲状腺、甲状旁腺、胸腺及肾上腺等；内分泌组织是分散存在于其他器官组织中的内分泌细胞团，如胰腺内的胰岛、睾丸内的间质细胞、卵巢内的卵泡细胞及黄体细胞。内脏和脉管（血管及淋巴管）系统的许多器官也兼具内分泌功能。

表1-4　主要的内分泌腺及其功能

内分泌腺	位置和结构	功能
脑垂体	椭圆形的小体，重不足1克。位于颅底垂体窝内，借垂体柄与丘脑下部相连，分腺体部和神经部。分泌多种激素	是人体最重要的内分泌腺，产生控制其他腺体以及控制骨骼生长和不随意肌运动的激素，如促肾上腺皮质激素、促甲状腺激素、促性腺激素和生长激素
甲状腺	位于气管上端的两侧，呈蝴蝶形，分左右两叶。甲状腺由许多大小不等的滤泡组成。滤泡壁为单层立方上皮细胞，它们是腺体的分泌细胞。泡腔有胶状物，为腺体细胞分泌的储存物	是人体内最大的内分泌腺，其生理功能主要体现在：分泌甲状腺激素，影响基础代谢率，促进蛋白质合成，促进新陈代谢过程，影响器官系统功能，促进人体生长发育
甲状旁腺	甲状腺上的四个小腺体，位于甲状腺两侧的后缘内，左右各两个，大小如黄豆	甲状旁腺分泌的甲状旁腺素起调节机体钙磷代谢的作用，控制着体内钙、磷的含量，使之保持适宜的比例
胸腺	是一个淋巴器官，兼有内分泌功能。胸腺分为左右两叶，不对称，成人胸腺25~40克，色灰红，质柔软，主要位于上纵隔的前部	胸腺在胚胎期是造血器官，在成年期可造淋巴细胞、浆细胞和髓细胞。胸腺的网状上皮细胞可分泌胸腺素，它可以促进具有免疫功能的T细胞的产生和成熟，参与细胞免疫反应
肾上腺	位于肾脏上方，左右各一。肾上腺分为两部分：外周部分为皮质，占大部分；中心部分为髓质，占小部分	肾上腺皮质分泌糖皮质激素、盐皮质激素和性激素，主要影响水盐代谢、物质代谢和第二性征。肾上腺髓质分泌两种激素：肾上腺素和去甲肾上腺素，有助于身体在紧急情况下做出快速反应
胰岛	是散在胰腺腺泡之间的细胞团。胰腺中有数十万到一百多万个胰岛，仅占胰腺总体积的1%~2%	胰岛分泌胰岛素、胰高血糖素、生长激素。胰岛素的主要作用是调节糖、脂肪及蛋白质的代谢
性腺	主要是指男性的睾丸、女性的卵巢。是人的两个生殖腺	睾丸可分泌雄性激素睾丸酮（睾酮），促进性腺及其附属结构的发育以及副性特征的出现。卵巢可分泌卵泡素、孕酮、松弛素和女性激素，控制女性第二性征的发育

内分泌腺和组织细胞分泌激素，直接释放入血液或淋巴液，经血液循环，运输到全身各处，作用于某些可被作用的器官、细胞，从而调节它们的生理活动。内分泌腺之间在形态上大多数没有直接联系，但在功能方面是密切相关的。每个内分泌腺几乎都和其他内分泌腺有直接或间接的功能联系。其中，脑垂体在内分泌腺中占有重要地位，它分泌的多种激素分别影响其他内分泌腺的功能；后者又能通过反馈调节，制约脑垂体的活动。例如，脑垂体前叶分泌的促甲状腺激素能够促进甲状腺分泌甲状腺素，

但当血液中甲状腺素增多时，则反馈抑制脑垂体前叶分泌促甲状腺激素，从而使甲状腺分泌减少。这种反馈调节功能是维持激素水平相对稳定的一个重要因素。

健康小知识

应激反应与应急反应

环境中一切对机体有害的刺激，如麻醉、感染、失血、中毒、创伤、恐惧等因素作用于机体时，使肾上腺糖皮质激素分泌增加，调动各个系统抵御上述刺激的危害，称为应激反应。在这一反应过程中，糖皮质激素对机体代谢、血液、循环等功能进行调节，使血压升高保证心、脑、骨骼肌的供血，增加氧和糖的供应以增强机体对应激刺激的反应，缓解伤害性刺激对机体的伤害。

应急反应则是指机体在遭遇紧急情况时，由于交感神经—肾上腺髓质系统激活所引起的反应。当机体遭遇突如其来的恐惧、惊吓、焦虑、创伤或失血等情况时，交感神经活动加强，肾上腺髓质也急剧增加激素分泌，导致出现心率加快、心肌收缩力加强、血压升高、血流加快、内脏血管收缩、骨骼肌血管舒张、支气管舒张、血糖升高等反应，以有助于机体在不利情况下更好地适应环境急剧变化。

"应急"与"应激"两者间既有联系又有区别。当机体受到有害刺激时，两个系统常同时发生反应，相辅相成，使机体的适应能力更强；两者的不同之处在于"应急"的刺激突如其来，启动交感—肾上腺髓质系统发挥作用快，"应激"的刺激是伤害性的，启动下丘脑—腺垂体—肾上腺皮质系统影响面广，使机体适应能力更完善。

资料来源：周华，崔慧先．人体解剖生理学．7版．北京：人民卫生出版社，2016：300-301．

即问即答： 在治疗或保健过程中，为什么要慎用激素？

（六）生殖系统

生殖系统系繁殖后代、延续种族的诸器官的总称，由与生殖有关的器官构成。生殖系统的器官，男、女有别，但按其功能均由生殖腺、生殖管道和附属器官等组成。按其所在部位，又可分为内生殖器和外生殖器两部分，如图 1-18 所示。

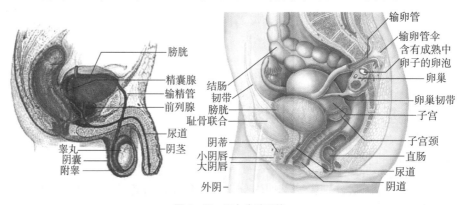

图 1-18 男女生殖系统

男性生殖腺是睾丸，位于阴囊内，左右各一，是产生精子和分泌男性激素的器官，输送管道有附睾、输精管、射精管和尿道，附属腺体有精囊腺和前列腺。睾丸的功能是产生精子和睾丸激素。精子一旦产生，就会进入附睾，附睾外连着输精管，可以储存和输送精子。排泄管与输精管会合成射精管。在从输精管到尿道的过程中，精囊分泌黄色黏稠液体为精子提供营养，前列腺分泌乳白色的浆液有助于精子存活。这些液体混合在一起就形成了精液，其排泄口开口于尿道。外生殖器有阴茎和阴囊。阴囊是会阴部下垂的皮肤囊袋，内容纳睾丸和附睾，阴囊帮助调节产生精子的温度。

女性生殖腺是卵巢，位于骨盆内，左右各一，是产生卵子和分泌女性激素的器官，输送管道有输卵管、子宫与阴道。青春期开始，女性每个月会有一个卵细胞成熟，并从卵巢中释放出来。当一个卵细胞离开卵巢时，它会进入输卵管。输卵管是一对从卵巢延伸出来的弯而长的喇叭形肌性管道，内侧端开口于子宫腔。输卵管是人受精的场所，受精卵最初几天发育也在此进行。临床上输卵管和卵巢一起，被称作子宫附件。受精卵通过输卵管进入子宫，并把自己固定在子宫内壁上。子宫是一个肌肉器官，略似倒置的梨形，前后略扁，受精卵会待在子宫里发育一直到出生。阴道是前后扁的肌性管道，伸展性大，是月经和胎儿娩出的通路，也是精子进入的通路。女性附属腺体有前庭大腺、尿道球腺等。

生殖器官通过受精、着床、妊娠等生理过程，达到繁衍后代的作用。在受精过程中，卵子发育成熟和精子获能是受精的必要条件；着床是指胚泡通过与子宫内膜的相互作用侵入子宫内膜的过程，在这一过程中，需要黄体分泌大量的孕激素及一定的雌激素以使子宫内膜发生变化而具备对胚胎的接受性；而在整个妊娠期，母体保持很高水平的孕激素和雌激素是维持妊娠的必要条件，同时需要提供大量的营养物质以保障胎儿的生长发育。在这一过程中，任何一个环节出现问题，都会导致不孕不育。

即问即答：从人类的生殖系统看，不孕不育的可能原因有哪些？

第三节　影响健康的主要因素

通过对细胞和人体系统的了解，使我们认识到：健康是人类与生俱有的本能，长寿是我们与生俱来的权利。只要我们确立正确的生活方式，使细胞保持正常的运作，那么健康就是我们的自然状态。

根据前人的研究，影响人们健康的因素，包括遗传因素、环境因素以及意外因素。遗传因素为内因，环境因素为外因。根据世界卫生组织的报告，人们的健康15%取决于生物学因素，85%取决于环境因素。如表1-5所示，在环境因素中，个人生活方式与行为习惯占60%，环境状况占17%，医疗卫生占8%。即：

健康影响因素=F（8%医疗卫生因素+15%生物学因素+17%环境状况因素+60%个人生活方式与行为习惯因素）

表1-5 影响健康的基本因素

影响因素	权重	主要包括
医疗卫生	8%	医疗机构，服务网络，经济投入，资源配置等
生物学	15%	遗传，父母生育年龄与胎次，自身发育状况，个性与性别，免疫能力等
环境状况	17%	自然环境（气候、气温、湿度、空气、食物、噪音、放射线等），社会环境（政治、经济、文化、教育、人际关系、工作和生活条件等）
个人生活方式与行为习惯	60%	饮食，休息与睡眠，体育锻炼，卫生习惯，婚姻与性行为等

流行病学调查研究：Framingham心脏病研究

这是一项始于1948年，在美国马萨诸塞州Framingham地区进行的旨在寻找生活方式与心血管疾病之间关系的研究。该研究纳入了该地区5209名年龄在28~62岁的成年男性和女性（男性和女性数量几乎相同），在进行第一次体检和生活方式记录的基础上，参与者每两年回到研究组，接受详细的医学史记录、体格检查和实验室检查，由此持续进行了长达半个多世纪的随访研究。该研究根据研究结果发表了大量的研究文章。

根据该项研究，年龄和性别（男性年龄大于45岁，女性年龄大于55岁）、家族疾病史（一级亲属中男性小于55岁、女性小于65岁有发生过冠心病史）、吸烟、血脂异常、高血压、左心室肥厚、超重（肥胖）、糖尿病、久坐（少运动）等是心血管疾病主要的危险因素。

这其中，年龄、性别和遗传背景等是不可改变的危险因素，吸烟、久坐、饮食和酗酒等是行为危险因素，血脂、血压和血糖等是生理危险因素。由此发现，心血管疾病是多因素共同作用的结果，这促使人们从治疗疾病向预防疾病转变。

资料来源：雷寒，黄玮，Framingham心脏研究发展历程和启示，http://meeting.dxy.cn/specials/gwicc2014/article/88577?&from=androidqq。

我们每个人都会生病。疾病发生的原因在病理生理学上称为病因，它是指引起疾病必不可少的、赋予疾病特征或决定疾病特异性的因素。现有的病因学研究表明，病因通常可有以下六类：第一类是生物因素，主要包括病原微生物和寄生虫，病原微生物通常是指细菌、病毒、真菌等，它们主要引起感染性疾病；第二类是理化因素，即物理化学因素，物理因素包括高温、寒冷、射线、噪声等，化学因素则是一些酸碱和毒性物质；第三类是营养因素，身体的生长发育需要补充营养，但营养摄入不足或者补充过量都会引起疾病；第四类是免疫因素，免疫系统抵抗病原体的入侵，并在清除体内的代谢物和致病因素中发挥了很大作用，但机体免疫能力过强、免疫缺陷或者自身免疫等因素都会产生不良影响，从而导致机体产生疾病，如过敏；第五类是心理和社会因素，长期的心理压力和社会的不适应，会导致机体产生精神障碍和代谢紊乱、平衡失调；第六类是遗传因素，也就是遗传物质畸变或者变异引起疾病，它还会遗传给后代。

由于我们的身体是由细胞组成的，从本质上而言，各种致病因素最终导致细胞出现问题，这是一切疾病的根源。而根据我们前面对细胞的了解，导致细胞发生故障的原因只有两个：营养不良与毒素侵袭或两者同时发生。所以要维持良好的健康，我们就要通过很好地选择我们的生活方式，以保证提供细胞所必要的营养以及保护细胞不吸入它们不需要的物质（俗称毒素）。①

1992 年，世界卫生组织曾就如何维护健康问题在加拿大维多利亚开会研究，会后发表的维多利亚宣言提出了四大健康基石——合理膳食、适量运动、戒烟限酒、心理平衡。而中国的专家在此基础上增加了一个"充足睡眠"。

美国专家预测使美国成年人平均寿命增加一年需花费 100 亿美元，而如果人们做到不吸烟、少饮酒，合理饮食，多运动，几乎不花钱就能够使平均寿命增加 11 年。我国专家也预测，如果能够做到合理膳食、充足睡眠、适量运动、戒烟限酒、心理平衡，我国成年人的平均寿命可增加 10 年。

因此，健康依赖于我们自己的各种生活选择。根据前面对病因的分析，结合世界卫生组织对健康生活的建议，要保持健康，关键是做好以下几点。

一、合理平衡的膳食：保证人体必需的营养

细胞正常的新陈代谢需要必要的物质输入和能量供应。人体所需要的能维持人体正常生理功能、促进生长发育的物质，我们称之为营养素。人体所需要的营养素可分

---

① 雷蒙德·弗朗西斯，凯斯特·科顿.选择健康：营养篇.3 版.许育琳，译.北京：电子工业出版社，2011：5.

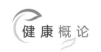

为蛋白质、脂类、碳水化合物（糖类）、矿物质（无机盐）、水、维生素和膳食纤维七大类。每天都能得到适当的营养成分对于维持细胞的正常工作是非常重要的，而这些营养素主要来源于人类从外部摄取的食物。

营养状况会影响我们的整体健康，包括心情和情绪、学习和记忆能力、体力和对疾病的抵抗力。任何一种营养素的长期缺乏会影响其他营养成分的吸收，不良的膳食习惯和不合理的膳食结构则是许多慢性病的重要病因：脂肪、碳水化合物的大量摄入，导致肥胖率、心脑血管疾病患病率不断上升；偏吃挑食和精制食物，导致很多人营养不均衡，降低了自身免疫力，增加了患上各种疾病的风险。

合理平衡的膳食是指人们通过选取适宜的各种食物、采用科学的烹调加工方法、合理的进餐制度和良好的饮食习惯，在保证食物安全的基础上，获取种类齐全、数量充足、比例适宜的营养素的过程。由于各种食物的成分有各自的生物学特性，并不是按照人类营养素需要而构成的，所以要获得适宜的营养素保障健康，就需要同时进食种类齐全、数量充足和比例适当的混合食物。

即问即答：按上述概念，在现代社会中，营养不良的人数会多吗？

二、生活和环境选择：戒烟限酒、远离毒素

为了方便描述和理解，我们把细胞所不需要的或者会妨碍细胞正常运作的物质通称为"毒素"，包括各种致病物质、不良刺激和多余的代谢物质等。现代社会的发展，产生了很多以前没有的毒素，使得我们在生活的各个方面都不可避免地会接触到毒素：被污染的空气、水，添加有不少化学品的衣物、食物、日用品，过于紧张的学习和工作压力，手机、电脑等电子产品所带来的电磁场和蓝光，恶劣的工作环境等。而不良的生活习惯、消化不良、缺乏锻炼以及负面的情绪和想法，也在给我们身体内部增加毒素。

当我们能够每天提供人体所必需的营养成分时，人体自身是具有一定的代谢机能的，以排除人体不需要的物质。与毒素的接触是生活的一部分，这是事实，只要毒素没有在我们身体内累积起来，我们的身体是可以好好地应付这些的。但当我们长期过度接触毒素，或者由于不恰当的营养摄取剥夺了身体代谢所需要的原材料，以致毒素在身体内积累起来时，就会对细胞的健康产生负面影响，从而导致疾病的产生。

这其中，不良的生活习惯，例如抽烟酗酒，是最常见的危害健康的行为。众所周知，烟草中许多物质对人体有害，仅目前查明的致癌物质就有60多种。吸烟的长期危害主要是引发各种疾病，包括诱发多种癌症，如肺癌，喉、口腔、咽、食道、胰腺、

膀胱等癌症，诱导心脏病及脑卒中发作，促使慢性阻塞性肺疾患的发生。我国吸烟人数超过 3 亿，每年死于吸烟相关疾病的人数超 100 万人。[1] 现在全球每年约有 400 万人死于由烟草制品引起的疾病。在世界范围内，死于与吸烟相关疾病的人数，将超过艾滋病、结核、难产、车祸、自杀、凶杀所导致的死亡人数的总和。

酒的主要成分是乙醇和水，几乎不含其他任何营养成分。酗酒是指无节制地超量饮酒，酗酒对健康的危害可分为急性危害和慢性危害。短时间内大量饮酒可导致酒精中毒，轻则情绪改变，重则精神恍惚、神志不清、丧失自控能力，表现为思维紊乱、动作失调，对身体造成轻重不同的损害。长期过量饮酒会引起全身各系统的严重损害，其中以肝脏损害最为严重，酒精能毒害肝脏、损害肝功能，使肝细胞受损变细，最终导致肝硬化，医学上称为酒精肝；酗酒还会导致营养素摄入不足；酒精对精子、卵子也有毒害作用，能引起不孕不育、流产和影响胎儿的生长发育，甚至影响胎儿出生后的智力发育。有资料表明，因酗酒中风而死亡者为不饮酒者的三倍，长期酗酒的人，还会发生酒精中毒性心脏病，严重者可出现心律失常、心力衰竭，甚至突然死亡。酗酒者的病态行为还是构成社会治安恶化、家庭暴力和交通事故的重要原因。

即问即答：根据上述知识，我们在日常生活中要注意什么？

三、生理维护和照顾：充足睡眠、适量运动

那些长相跟他们的年龄相吻合的人与那些"失去控制"的人们，就像我们在大街上所见到的保养良好、漂亮的汽车与那些"年久失修"的、肮脏的汽车一样，人类的身体就像机器设备一样，需要定期、科学的保养，才能保持正常运转。

人类需要睡眠，适当的睡眠不仅是一种深层的生理需要，也是维持生命的必要条件之一。适当的睡眠对建造新的细胞、修复被破坏了的细胞以及补充细胞的能源来说，都是很关键的。在睡眠中，人体会进行自我修复、令自身充满活力；身体会分泌出细胞所需要的高能量合成物和保持免疫力所必需的各种荷尔蒙，给我们的身体"加油"和"加固"。睡眠不足，则会导致大脑反应迟钝、脾气火暴、意志消沉，带来细胞功能失调和疾病，并使得我们在生活和工作中更容易出事故。所以我们要重视睡眠、规律作息、保证每天 7~8 小时的充足睡眠。

即问即答：在日常生活中，导致我们睡眠不规律的主要原因有哪些？

人类的祖先每天需要进行很长时间的体力活动来满足最基本的生存需要，正因为

---

[1] 中华人民共和国卫生和计划生育委员会. 中国公民健康素养——基本知识与技能释义（2015 年版），北京：人民卫生出版社，2017：30.

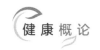

如此，从遗传的角度而言，体力活动也像是人体的一种必需营养素，如果没有它，身体就会出现功能失调。"生命在于运动"，这句格言提示了生命的一条极为重要的规律——动则不衰。但是工业革命从根本上改变了人类的生活方式，目前我们大多数人都很少参与体力劳动。因此，我们要保持健康，就必须通过有意识地安排运动锻炼（体力活动），才能保持人体正常的功能和机能。锻炼可以促进新陈代谢、延缓衰老、减少疼痛、增强体能，并帮助改善心情、提高头脑清晰度、增强免疫力等。

运动作为一种健身方法，要讲究科学性，根据个人的不同身体状况、年龄、性别、职业、有无慢性疾病、爱好、生活习惯、经济条件、家庭和社区的健康设施等情况，选择运动项目，制订适合自己的运动方案，适量运动，长期坚持，才会收到良好的健身效果，达到保持健康的目的。

四、思想和情绪控制：保持心理平衡

人的生理与心理是紧密相连的，例如害怕使我们面色苍白，窘态使我们脸红。人类的大脑控制着身体各个系统的运转，我们在表达想法、情绪和与他人的交往中，全身上下都在进行着各种化学反应。良好的心理是健康的支柱，我们的想法和情绪会对细胞进而对我们的健康产生巨大的影响。良好的心理状态有利于保护和稳定中枢神经系统、内分泌系统和免疫系统的功能，从而有利于保持身体健康、减少疾病的发生，患病时阻止病情的恶化、促进疾病的康复。不良的心理状态则会引起中枢神经系统对体内各器官的功能调节失常，内分泌系统功能紊乱，使各器官的正常生理功能发生障碍，机体的免疫力下降，不仅会削弱机体抵抗一般疾病的能力，甚至还会削弱监视和清除自身细胞突变的能力，从而导致多种疾病的发生。

即问即答：心理疾病是否一定有生理基础？

联合国卫生组织曾指出，心理健康是人类21世纪最严重的问题。现代医学也发现，人类65%~90%的疾病都与心理压抑有关。所以我们要减少消极想法、培养积极心态，保持心理平衡，做好压力管理，建立良好的人际关系，做到心平气和，乐观向上，通过保持心理健康来促进身体健康。

五、科学就医：与医生相互协作、共同决策

当我们感受到身体不舒服时，我们首先想到的是什么？到医院找医生看病吃药。现代医学是遵照循证医学，依据一系列的病症、生理检查和生理参数检验结果，来判断一个人是否"有病"，是"什么病"，然后按照规范的临床路径对病症进行对应的治疗。医生具有技术优势，掌握诊断技术，可以探究病因、预后，提供治疗方案及预

防策略。因此，当你的健康问题已经严重到有明显的症状，或经医学检验，指标偏离正常范围，或可归类到医学上的某一种疾病，医生建议你吃药或做相应的手术时，你应该遵循医嘱，配合进行相关治疗，以恢复健康。现代人的人均期望寿命越来越长，在一定程度上是由于医学的发展。

即问即答：现代医学为什么能够治疗疾病？

现代医学在帮助人们解除众多病痛的同时，也让人们对医学产生了一些不现实的幻想：以为医学无所不能，得了病就把自己完全交给医生处理，或者当医学不能解除病痛时，就认为是医生有问题。但事实上，所有的医疗行为只起支持作用，最终治愈疾病的，还是病人的自我修复能力，换句话说，医疗的本质是支持生命的自我修复。[①]自我修复是人类在数百万年的进化过程中，通过细胞分裂产生新的细胞等方式形成的一种对抗损伤和疾病的自我保护机制。一方面，由于人体的自我修复需要一定的时间和条件，医疗手段则为人体的自我修复创造了条件，赢得了时间。另一方面，每一个人都是不同的个体，所以在就医时，患者应向医生提供本人的生活习惯和其他有助于诊断和治疗的关键信息，说明自己希望达到的治疗目标，以便医生根据患者的需求制定不同的治疗目标和方案；同时到现在为止，人类对不少病毒和疾病的认知有限，有些疾病（如渐冻人症），医生即使知道发病部位和症状，但医学至今没有搞清楚其确切的病因和发病机制，自然也提不出有效的治疗方法。因此，我们一方面要做好自我健康管理，提高和保持自身的免疫能力和修复能力，有病时主动就医，明确自己的需求，按医嘱开展治疗；另一方面，也不能认为治疗就是医生的事，医生就一定能够帮助我们恢复健康，人一不舒服就一定要打针吃药，或在治疗效果不理想时埋怨甚至责难医生。

进一步的，我们也要看到，医疗干预、药物治疗也会带来一定的"副作用"。根据《中华人民共和国药品管理法》，药物是用于预防、治疗、诊断人的疾病，有目的地调节人的生理机能，并规定有适应证或者功能主治、用法用量的物质。由此可见，所有药物都是通过改变人体机能（细胞或器官的功能）得以发挥其作用的。绝大多数药物（包括中药）在压制疾病的同时，也会通过药品上通常标注的"副作用"干扰正常的细胞功能；抗生素、消炎药和激素药通常都会影响人类的消化系统，阻碍人们消化食物和吸收营养的能力，利尿剂则会剥夺镁、钙、钾之类的营养素。医疗过程中的手术、检查，同样可能会给人体带来生理上的破坏，诱发基因突变，导致细胞故障和

---

① 薄世宁. 医学通识讲义，北京：中信出版社，2019：19.

其他疾病，等等。

即问即答： 现代医学在哪些方面是最有成效的？

现代医学技术在急救处理、脱离病态危机和治疗身体创伤等方面卓有成效，因此，如果出现脑卒中，出血、溃疡或胸口疼痛、外伤等，应马上寻求医疗帮助。如果自己觉得不正常，就应该到医院就诊，同时清楚表述自己的症状。对于医生确诊的疾病，按医嘱打针吃药；对于医生暂时不能确诊的疾病，听取医生的建议，同时考虑各种措施的益处和危险性，根据自身情况慎重对待。不要要求进行不必要的检验、检查，特别是侵入性的和辐射性的检查；不要滥用抗生素和激素药，关注和科学地对待各种药物的副作用。如此，将更有利于我们依靠医学支持恢复健康，或提高与疾病的共存能力。

思考题

1. 我们对健康有哪些认识误区？怎样才是对健康的正确定义？

2. 何谓"生病"？现代医学对"疾病"的定义有何缺陷？

3. 谈谈你对世界卫生组织提出的健康标准的认识。

4. 人的生命基础是什么？构成细胞的化学成分主要有哪些？

5. 人体系统由哪几部分构成？它们各自的功能是什么？

6. 影响健康的主要因素有哪些？怎样才能更好地保持健康？

Chapter 2

第二章

饮食与健康

学习目的：通过本章的学习，了解人体所必需的营养素以及平衡饮食对营养摄取和健康的影响，为健康饮食及开展相应的服务打下知识基础。

学习要求：知道人体所必需的营养素及其与健康的关系；知道营养摄取与饮食之间的关系；掌握合理膳食的基本原则和饮食应该注意的问题。

通过前一章的学习我们知道，细胞的新陈代谢需要摄入相应的营养，而这些营养基本上来自于我们的日常饮食。因此，要保持健康或从事健康服务，我们就必须了解人体所必需的营养素包括哪些，我们应该如何饮食才能保证维持健康所必需的营养素。

在本章中，我们将介绍：
- 人体所必需的营养素
- 食物的营养价值
- 合理膳食

第一节　人体所必需的营养素

在第一章中我们提到，人体的生命基础是细胞，而细胞的化学成分主要是由水和矿物质组成的无机物，以及由蛋白质、脂类、糖类、维生素组成的有机物。相应的，构成人体的物质组成为：水（55%~67%）、蛋白质（15%~18%）、脂类（10%~15%）、矿物质（5%~6%）、碳水化合物（1%~2%），维生素（微量）。

这些构成人体的物质在人体中的功能主要可以分为两大类：供给热量和调节生理机能。我们把能维持人体正常生理功能、促进生长发育的物质，称为营养素。现代医学研究表明，人体所需的营养素不下百种，其中一些可由自身合成、制造，另外一些则无法自身合成、制造，必须从外界摄取，我们把它们称为必需营养素。必需营养素根据现有研究有40余种，经分类后，可概括为七大必需营养素，它们是蛋白质、碳水化合物（糖类）、脂类、维生素、矿物质（无机盐）、水和膳食纤维。

一、蛋白质

蛋白质是一切生命的物质基础，是组成一切细胞和组织结构的基本材料。蛋白质与各种生命活动紧密相关，它在体内不断地合成与分解，是构成、更新、修补组织和细胞的重要成分，它参与物质代谢及生理功能的调控，保证机体的生长、发育、繁殖、遗传并供给能量。可以说，没有蛋白质就没有生命。

（一）蛋白质的组成

蛋白质的组成元素主要是碳、氢、氧、氮，以及硫、磷、金属元素。人体内氮元素主要来源于蛋白质，蛋白质中氮元素占其重量的16%，所以氮是蛋白质的特征元素，通过测定生物样品中氮元素的含量，即可确定蛋白质含量，蛋白质含量＝蛋白氮×6.25。

人体蛋白质的种类在10万种以上，不过这些蛋白质实际上都是由20多种氨基酸的不同排列组合而成，所以组成蛋白质的基本单元是氨基酸。

组成蛋白质的20多种氨基酸中，有一部分人体内能够合成、不一定必须由食物提供的氨基酸，我们称之为非必需氨基酸；有8种氨基酸，人体内不能合成或合成速度不能满足机体需要，必须由食物供给，我们称之为必需氨基酸。它们是：赖氨酸、色氨酸、苯丙氨酸、蛋氨酸、苏氨酸、亮氨酸、异亮氨酸和缬氨酸。对婴幼儿来说，

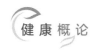

还包括组氨酸。在体内，蛋氨酸可转变为半胱氨酸，苯丙氨酸可转变为酪氨酸，如果膳食中直接提供半胱氨酸和酪氨酸，则人体对蛋氨酸的需要可减少 30%，对苯丙氨酸的需要可减少 50%，所以半胱氨酸和酪氨酸称为条件必需氨基酸。

根据世界粮农组织和世界卫生组织提出的氨基酸需要量模式，人体不同时期每日必需氨基酸需要量估计见表 2-1。

表 2-1　人体每日每千克体重必需氨基酸需要量估计　　　　单位：毫克

必需氨基酸	成人	儿童（10~12 岁）	婴幼儿
缬氨酸	10.0	33.0	93.0
亮氨酸	14.0	45.0	161.0
异亮氨酸	10.0	30.0	87.0
苏氨酸	7.0	35.0	87.0
苯丙氨酸 + 酪氨酸	14.0	27.0	125.0
色氨酸	3.5	4.0	17.0
蛋氨酸 + 胱氨酸	13.0	27.0	58.0
赖氨酸	12.0	60.0	103.0
组氨酸	0.0	0.0	28.0

资料来源：刘格 . 营养与健康 . 北京：化学工业出版社，2017：35.

（二）蛋白质的来源

人体所需蛋白质通常来自动物和植物性食物。蛋白质的营养价值是通过氨基酸的数量和比例来实现的。因为构成人体组织蛋白质的氨基酸是按一定比例组成的，所以人体对食物蛋

白中氨基酸的种类、数量及相互间比例均有一定要求。食物蛋白的必需氨基酸符合这个要求，才能被充分利用。蛋白质中某种氨基酸过量或不足，都会干扰其他氨基酸的利用，从而降低蛋白质的营养价值。

蛋白质广泛存在于动植物食物中，不过不同食物蛋白所含氨基酸的种类和数量不尽相同，按食物中所含必需氨基酸的构成和多少，可分为完全蛋白（又称优质蛋白）和不完全蛋白。完全蛋白含有人体全部必需氨基酸，而且含量和比值与人体蛋白质必需氨基酸的比值接近，主要包括鸡蛋和人乳、鱼、肉、动物内脏，以及大豆及其制品。不完全蛋白是指必需氨基酸的种类不全或某种必需氨基酸的比值过低的食物蛋白，包括大多数的植物性食物，如大米、玉米、小麦、高粱、杂豆等。

即问即答： 在快餐中，经常见到玉米和青豆炒在一起的菜，这是为什么？

为了提高膳食蛋白的质量，可以把富含某种氨基酸和缺乏该种氨基酸的食物混合食用，取长补短，从而提高食物的营养价值。例如，玉米中赖氨酸含量较低，蛋氨酸含量较高，而大豆中赖氨酸含量较高，蛋氨酸含量较低，两者混合食用，就可提高营养价值。为了充分利用食物蛋白的互补作用，混合膳食的食物种类越多越好，种属越远越好，互补性越强越好。

（三）蛋白质的消化吸收和代谢

营养素的消化吸收都是在消化系统中完成的。人体摄入食物后，在胃蛋白酶的作用下，食物中的蛋白质被分解成小肽（两个氨基酸相连叫二肽，三个氨基酸相连叫三肽等），然后经胰蛋白酶和肠肽酶的作用，最终分解为各种氨基酸，通过小肠吸收入血后被利用。

被吸收的氨基酸主要用于合成机体自身蛋白质，与此同时原有组织蛋白质也会不断分解，机体通过这些过程进行更新。多余的氨基酸可以分解释放能量，最终分解的产物除了二氧化碳和水以外，还有尿素，通过肾脏排出体外。氨基酸分解过程中可产生氨，对人体有毒性，通常情况下氨可以通过在肝中合成尿素后排出。当肝功能衰竭时，肝的解毒功能随之削弱或丧失，会致使氨在体内蓄积造成中毒，严重时使人昏迷，因此肝功能不好的人要适当限制蛋白质饮食。

（四）蛋白质的生理功能

蛋白质在人体内表现出来的生理功能多种多样，其中主要的功能包括：

· 构成人体组织，促进生长发育。人的神经、内脏、肌肉、骨骼、血液、指甲、头发等组织结构中，无一不含有蛋白质。身体生长发育、衰老组织更新、损伤后组织修补等，都离不开蛋白质。特别是神经系统的功能与摄入蛋白质的质和量紧密关联。

· 构成酶和激素，调节生理功能。酶本身就是蛋白质，它是生物催化剂，人体在生命活动中，如肌肉收缩、血液循环、呼吸、消化、神经传导、感觉、能量转化、生长发育等过程，都伴随着成千上万个化学反应，都要依靠各种各样的酶来催化实现。有些激素，如胰岛素，也是蛋白质，可以调节人体生理功能。

· 构成抗体，增强机体抗病能力。血液中有一种叫抗体的物质，可以保护肌体免受细菌和病毒的侵害。抗体就是机体由于抗原的刺激而产生的具有保护作用的蛋白质。有一种叫作干扰素的抗体是糖和蛋白质的复合物，这种干扰素被誉为"抑制病毒的法宝"和"抗癌生力军"，在机体中发挥着重要作用。

· 调节渗透压。正常人血液与组织之间的水在不停地进行交换，却总是能保持平衡。这种平衡依赖血浆中电解质总量和蛋白质胶体的浓度。当血浆与组织液电解质浓度相等时，两者水分分布就取决于血浆中蛋白质的浓度。若膳食中长期缺乏蛋白质，血浆蛋白质含量降低（血液稀释），则血液内水分渗入周围组织而形成营养不良性水肿。

· 维护皮肤的弹性。胶原蛋白广泛分布在人体肌肉连接的肌腱、关节连接的软骨组织和结缔组织以及皮肤的真皮层中，也就是说，人体每个细胞的连接都需要胶原蛋白。在人体皮肤中，胶原蛋白含量高达 71.9%，长期缺乏蛋白质会导致皮肤的生理功能减退，使皮肤失去光泽、出现皱纹、弹性降低。

· 物质运输和热能供给。机体新陈代谢过程中所需要的氧和生成的二氧化碳是由血液中的血红蛋白运输完成的，载脂蛋白可运输脂类，运铁蛋白可运输铁，甲状腺素结合蛋白可运输甲状腺素等。另外，一些陈旧的组织细胞蛋白质分解可释放能量，通过食物摄入的蛋白质有些不符合机体所需氨基酸的比例，也会氧化分解产能。每克蛋白质在体内氧化可产生 16.7 千焦的能量，正常人体热能有 10%~15% 来自蛋白质的分解。

（五）蛋白质营养失调对健康的影响

理论上成人每天摄入约 30 克蛋白质就可满足维持人体健康的营养需求，但从安全性和消化吸收等其他因素考虑，如果以动物性食品为蛋白质来源，成人每千克体重需要量为 0.8 克。我国民众的蛋白质来源主要是动植物的混合食物，中国营养学会推荐蛋白质摄入量为每人每千克体重 1.16 克，成年男性轻体力活动每天 65 克、重体力活动每天 80 克，成年女性相应减少 10 克，分别为 55 克和 70 克。

蛋白质营养失调包括营养不足和营养过剩，它们都将对机体健康产生不良影响。

蛋白质长期摄入不足可发生蛋白质营养缺乏症，主要表现为：儿童和青少年发育迟缓、消瘦、体重过轻，甚至会发生智力障碍。成人会出现疲倦无力、精神不振、体重显著下降、肌肉萎缩、贫血、营养性不良性水肿，女性还可能出现月经障碍。

摄入蛋白质过多导致营养过剩也对人体有害。如大量蛋白质在肠道中由肠道细菌引起腐败，产生大量胺类物质，给机体造成毒性，特征是"放臭屁"；大量蛋白质在体内代谢过程中增加肝、肾的负担。动物实验表明：膳食中蛋白质含量过高，超过热能总量的 26%，就会引起疾病。

即问即答： 如何才能控制蛋白质的适量摄入？

二、碳水化合物（糖类）

人体的活动如呼吸、心跳等生理活动以及劳动、学习、体育活动等，都要消耗能量。糖类是人体能量的主要来源，人体所需要的能量的 50%~65% 是由糖类氧化供给的。它同时也是组织和细胞的重要组成成分。

（一）糖类的组成

糖类物质之所以又称为碳水化合物，是因为糖类物质是由碳、氢、氧三种元素组成的，且分子式中氢和氧的比例与水相同。碳水化合物种类繁多，按其聚合度可分为单糖、双糖、寡糖和多糖4类。单糖是不能够继续被水解的最简单的糖类，包括葡萄糖、果糖和半乳糖。葡萄糖是生命活动可以直接利用的主要能源，果糖和半乳糖在体内都可以转变为葡萄糖。双糖包括蔗糖、乳糖、麦芽糖和海藻糖。寡糖又称低聚糖，是由3~9个单糖分子通过糖苷键构成的复合糖。多糖为大于或等于10个单糖的分子通过脱水缩合而成的高聚糖，多糖由于分子量很大，性质与单糖、双糖大不相同，没有甜味，一般不溶于水。营养学上具有重要作用的多糖包括淀粉和膳食纤维。

（二）糖类物质的来源

根据国际营养学会的推荐，人体每天摄取的糖类化合物不能低于100克。在保证能量平衡的前提下，通常每天应摄入碳水化合物为250~400克。

糖类物质在自然界中广泛存在，是自然界中最丰富的有机物质，主要存在于植物中，储量丰富。人类通常通过食用谷类如小麦、稻米、杂粮，薯类如马铃薯、甘薯、木薯，以及蔬菜、水果等摄取。单糖与双糖除部分来自天然食物外，大部分以食糖的形式（如蔗糖与葡萄糖）被直接摄取。

（三）糖类的消化吸收和代谢

碳水化合物的消化过程在口腔就已经开始了，在小肠内进行得更加完全、彻底。主要在唾液淀粉酶、胃淀粉酶、肠淀粉酶和胰淀粉酶等水解酶的作用下，把大分子多糖变成小分子寡糖和双糖，最终变成葡萄糖被小肠吸收入血液，然后通过血液循环送到各组织器官进一步代谢、产能。

葡萄糖在细胞中代谢的过程非常复杂，主要是通过合成代谢变成糖原储备；通过分解代谢产生能量。分解代谢有两种方式：有氧代谢，即葡萄糖在有氧的情况下彻底氧化成二氧化碳和水；糖酵解，即葡萄糖在缺氧的情况下分解成乳酸，这是机体在缺氧时补充能量的一种有效方式，剧烈运动后积累在肌肉中的乳酸可由血液运至肝中转变为葡萄糖。

即问即答：人在做完手术后为什么常常要静脉滴注葡萄糖？

（四）糖类物质的主要功能

糖类物质的主要功能是给人体供给能量。人体每日膳食中热能供给量的60%~70% 来自碳水化合物。碳水化合物所提供的能量几乎为所有的组织所利用，特

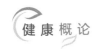

别是对骨骼肌、心肌和大脑组织更为重要（大脑组织每日消耗的热量大约占20%）。碳水化合物在供能上比脂肪和蛋白质更容易消化吸收，且产热快、耗氧少，氧化终产物为水和二氧化碳，生理无毒无害，而且在缺氧条件下仍能进行酵解供给部分能量。

糖类也是构成细胞的组成成分。糖类存在于一切细胞中，含量占2%~10%。体内糖含量充足且稳定也是保障中枢神经系统正常工作的必要条件。

除此之外，糖类还有利于节省蛋白质，体内糖类物质充足时，可避免运用蛋白质作为燃料；可防止人体因为缺乏糖而以脂肪作为燃料时带来的大量有毒的酮体的产生；通过在肝脏中储备糖原，可保持肝脏正常的解毒功能等。

即问即答：既然糖类物质如此重要，我们平时应该多吃碳水化合物吗？

（五）糖类物质失调对健康的影响

人体内血液中的葡萄糖（又称血糖）浓度保持恒定是维持机体正常生理功能的基本保证，正常人的空腹血糖浓度应该是在3.9~6.1毫摩尔/升范围之内。如果血糖浓度低于3.9毫摩尔/升，即为低血糖，症状包括头晕、心悸、出冷汗、饥饿感；血糖浓度低于2.5毫摩尔/升时，会发生低血糖休克；血糖浓度高于7.0毫摩尔/升称为高血糖；血糖浓度超过8.8毫摩尔/升时，就会出现糖尿。当人体因某种原因不能正常进食，或因低血糖休克时，通过静脉滴注葡萄糖，即可保持人体有足够可利用的葡萄糖或缓解低血糖症状。

三、脂类

脂肪是人体能量的来源之一，同时它能协助脂溶性维生素（A、D、E、K和胡萝卜素）的吸收，保护和固定内脏，防止热量消失，保持体温。油脂是提供脂肪的主要营养素，我们平常吃的豆油、花生油、菜籽油、香油、猪油等油脂都属于脂肪类。

（一）脂类的组成

脂类按其化学组成及其对人体的营养作用不同，可分为脂肪和类脂两类。

脂肪（又叫真脂）是由一分子甘油和三分子脂肪酸脱水缩合而成的甘油三酯，是构成人体细胞和组织的重要组成成分。脂肪的来源有动物和植物，一般动物脂肪熔点较高，常温为固体——称脂，植物脂肪熔点较低，常温为液体——称油。不同的油脂只是脂肪酸各不相同。我们把人体自身不能合成、必须从食物中摄取的脂肪酸称为必需脂肪酸（EFA）。以往认为必需脂肪酸有三种，分别为亚油酸、亚麻酸和花生四烯酸，现代医学研究发现只要亚油酸供给充足，人体可以利用其合成花生四烯酸。

油脂中的脂肪酸根据分子结构式的烃链有没有双键以及有多少双键，可分为"饱和""单不饱和"和"多不饱和"脂肪酸三种类型。没有双键的饱和脂肪酸中没有人体必需脂肪酸，它的优点是稳定性好、耐热性强、不易产生氧化产物，缺点是常温下为固体，容易升高血脂，增大心血管疾病的风险；单不饱和脂肪酸主要是油酸，虽然人体自身可以合成，但时常不能满足机体需要，其优点是耐热、氧化性居中，能降血脂、预防心脑血管疾病和脂肪肝，缺点是不含必需脂肪酸；必需脂肪酸都含有多个双键，所以都是多不饱和脂肪酸。多不饱和脂肪酸中包括人体必需脂肪酸，优点是营养价值高，常温下是清澈透明的液体，缺点是由于双键多，所以稳定性差，高温或长期储存后容易被氧化，产生伤害人体的各种氧化产物、聚合产物和分解产物。

即问即答：为什么说常吃高温油炸食物对健康不利？

在不饱和脂肪酸中，若脂肪酸烃链均在双键的一侧，我们称之为顺式脂肪酸，在双键的不同位置为反式脂肪酸。顺式脂肪酸多为液体，熔点较低；反式脂肪酸多为固态或半固态，熔点较高。反式脂肪酸通常是因为油温过高或经过人为氢化转变而成，属于非天然成分，难被人体接受，且容易导致生理功能障碍，其危害比饱和脂肪酸还大。

类酯是类似油脂的物质，在化学结构上与油脂没什么关系。类酯在人体内相当稳定，约占总脂量的5%，且不受营养状况和机体活动的影响而增减，所以也称为固定脂。类酯主要有磷脂、糖脂、胆固醇等。

其中，磷脂为生物细胞膜的重要组成成分，根据含氮碱不同，可分为卵磷脂和脑磷脂。糖脂按其组分中的醇基种类可分为甘油糖脂及鞘糖脂两大类，亦是构成细胞膜所需要的物质，在细胞黏附、生长、分化、信号传导等过程中发挥着重要作用。胆固醇是机体重要的固醇物质，广泛存在于人体内，尤以脑及神经组织中最为丰富，在肾、脾、皮肤、肝和胆汁中含量也很高。胆固醇是组织细胞所不可缺少的重要物质，它不仅参与形成细胞膜，而且是合成胆汁酸、维生素D以及甾体激素的原料。

（二）脂类物质的来源

人类膳食中脂肪的主要来源为动物的脂肪组织、肉类及植物的种子。动物脂肪相对含饱和脂肪酸、单不饱和脂肪酸多，而多不饱和脂肪酸含量较少。植物油主要含不饱和脂肪酸，亚油酸普遍存在于植物油中，豆油、菜籽油含亚麻酸较多，鱼、贝类含多不饱和脂肪酸也较多。含磷脂较多的食物为蛋黄、动物肝脏、大豆及其制品、麦胚和花生等。胆固醇有两个主要来源：一种是来自于食物（外源性胆固醇），正常膳食每天提供300~500毫克胆固醇，含量丰富的食物有动物脑、肝、肾等内脏，蛋类、肉类及奶类也含有一定量的胆固醇；另一种是自身在肝脏合成（内源性胆固醇），每天

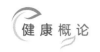

大约合成 1000 毫克。

反式脂肪酸主要来自加工食品，如珍珠奶茶、薯条、薯片、蛋黄派、大部分饼干、方便面、泡芙、油酥饼、巧克力、沙拉酱、奶油蛋糕、冰淇淋、速溶咖啡等，制造商为了增加产品的稳定性和食品风味，往往会通过加氢工艺将不饱和脂肪酸变成固态，将顺式不饱和脂肪酸转变成室温下更稳定的反式脂肪酸。一般可通过食品成分表中是否含有氢化植物油、转化脂肪、人造黄油、人造奶油、麦淇淋、起酥油等来判别。

即问即答：以素食为主的饮食，会不会导致脂类物质摄入的不足？

（三）脂类物质的消化吸收与代谢

脂类物质的消化吸收在小肠内进行。对脂肪起消化作用的主要是胰腺分泌的脂肪酶。由于脂肪不溶于水，所以在消化前必须先进行乳化，由肝脏分泌的胆汁将脂肪分散成小微滴，使脂肪酶更易接近并将脂肪分解成甘油和脂肪酸，从而被小肠吸收利用。

机体内的脂类通过血液由三种类型的脂蛋白与之结合后进行转运。其中，极低密度脂蛋白（VLDL）将甘油三酯转运到脂肪及全身各组织，低密度脂蛋白（LDL）主要是将胆固醇从肝转运到全身各组织，高密度脂蛋白（HDL）主要是从肝外组织将胆固醇转运到肝中代谢。

糖类、脂类和蛋白质在代谢过程中既相互联系又相互制约，还可以相互转化。在一般情况下，人体所需的能量主要由糖类氧化供给；当糖类物质不足以提供能量时，体内能量由蛋白质分解产生的氨基酸通过糖异生作用转变成葡萄糖供应；较长时间禁食，则糖异生所占比例下降，脂肪分解产生能量所占比例增高。而当吃的食物所含热量超过身体所需要的能量时，不论何种食物过量，过量部分就以脂肪形式储存在脂肪组织中形成体脂，特别是糖类物质，极易转变成脂肪。

即问即答：少进食是否可以较好地达到减少脂肪、减轻体重的目的？

（四）脂类的功能

正常人脂肪占体重的 10%~20%，人体脂肪组织主要位于皮下和环绕脏器。当摄入能量过多不能被人体利用时，通常就转变为脂肪储存起来，当机体需要时可被分解释放能量以满足机体需要（脂肪在人体需要时产生的能量是等量糖类和蛋白类的 2 倍）；皮下脂肪组织可起到隔热保温的作用。另外，在体内的脂肪环绕脏器，可保护胸腔和腹腔内器官免受外力伤害和减少器官间的摩擦；在胃肠蠕动中可以起润滑作用，由皮脂腺分泌的脂肪，同样可起到润滑皮肤的作用。食物中的脂肪除提供人体能量和人体脂肪的合成材料外，还可以降低胃排空的速度，即增加饱腹感；作为烹饪的材料，脂肪可以提高食物的色、香、味、形，达到美观和促进食欲的作用；同时，脂肪可促进各类脂溶性维生素的吸收。

磷脂和胆固醇等类脂，不仅是构成细胞膜的重要成分，而且磷脂是血浆脂蛋白的成分，多食用含磷脂类食物，可增加脂类物质在血液中的流动和预防脂肪肝，胆固醇则可促进胆汁酸、维生素 D 和类固醇激素的合成，同样是人类生命活动中不可缺少的重要物质。

即问即答： 人如果太消瘦，会出现什么健康问题？

（五）脂类物质营养失调对健康的影响

世界卫生组织提出，成人每日脂肪摄入量不宜超过膳食总热量的 30%，我国推荐的摄入量是 20%~30%，在寒冷条件下可适当增加摄入量，在炎热条件下则应适当减少。

脂肪在一天中摄入过多，会因为产生过剩以致造成肥胖，并增加罹患诸如高血脂、动脉粥样硬化、冠心病、糖尿病等疾病的风险。高脂膳食还会使脂肪在肝中积存而形成脂肪肝。

脂肪摄入过少，不仅会使脏器周围因脂肪少而导致胃下垂、肾下垂等疾病，而且会因体内可消耗的脂肪少，使机体对疾病的抵抗能力降低。

经常摄入反式脂肪酸，则会诱发心脑血管疾病和糖尿病、导致肥胖和老年痴呆症、影响婴幼儿的大脑发育和神经系统发育、降低男性的生育能力等。

正常情况下，人体自身具有一定的胆固醇调节能力，如果外部摄入的胆固醇较多，人体会自动抑制内源性胆固醇的合成，并通过粪便将没有吸收的胆固醇排出体外。不过如果人体自身调节功能减弱，过量的胆固醇就会沉积在血管内壁上，造成动脉粥样硬化乃至血栓。而胆固醇过低，则会导致血管壁变脆，容易引起出血，并会影响一种吞噬癌细胞的白细胞的新陈代谢。

我们可以通过对血脂（血浆脂类物质的总称）中甘油三酯和总胆固醇指标的监控，来控制脂类物质的摄入：甘油三酯（TG）正常范围为 0.3~1.7 毫摩尔/升，总胆固醇（TC）正常范围为 2.9~6.0 毫摩尔/升。

四、维生素

维生素是维持人体正常代谢和功能所必需的营养物质，需要量很少，而且既不是机体的组成物质，亦不能够为机体提供能量，但它们在体内主要作为辅酶参与机体的各种代谢活动，对人体正常生长发育和调节生理功能至关重要。生命过程由各种代谢反应所维持，这些反应都依赖酶的催化作用，而许多酶的活性依赖辅酶的参与。若酶

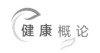

的活性异常，则生命代谢异常，此时会表现出人体的各种疾病；若代谢停止，则生命也即告终结。

（一）维生素的组成

维生素种类繁多，结构各异，理化性质和生理功能各不相同，所以无法按化学结构和生理功能分类。营养学上通常按维生素的溶解性分为脂溶性维生素和水溶性维生素两大类。脂溶性维生素可溶于有机溶剂而不溶于水，包括维生素 A、维生素 D、维生素 E、维生素 K 等；水溶性维生素可溶于水，包括 B 族维生素（维生素 B_1、维生素 B_2、维生素 B_6、维生素 B_{12}、维生素 PP、叶酸、泛酸、生物素、胆碱等）和维生素 C。

（二）维生素的来源

尽管人体对维生素的需要量甚微，但由于体内不能合成或合成量不足，必须从食物中摄去。其中，蔬菜、水果是提供维生素的主要营养来源。

有些植物性食物含有 β - 胡萝卜素，进入机体后可转变为维生素 A，因此 β - 胡萝卜素又称维生素 A 原，在人体内可发挥维生素 A 的作用。有色蔬菜和水果是胡萝卜素的良好来源，如菠菜、苜蓿、豌豆苗、胡萝卜、南瓜、西瓜、杏、柿子、芒果等。

维生素 D 主要存在于动物性食物中，如动物肝脏、鱼肝油、奶、酵母、禽蛋等，晒干后的青菜也富含维生素 D。植物油中富含维生素 E，另外谷物的胚芽、许多绿色植物、大豆、肉、奶、蛋也富含维生素 E。维生素 K 存在于各种食品中，并可由小肠和结肠中的细菌合成。

维生素 B_1 和维生素 B_2 易被碱和紫外线破坏，谷类的胚芽和表皮含维生素 B_1 最丰富，其他在豆类、干果和硬壳果类、动物内脏、瘦肉及蛋类、绿叶菜中含量也较高。维生素 B_2 在鳝鱼、蘑菇、动物脏器、奶类、蛋类、绿色蔬菜和豆类中含量均较高。维生素 PP 广泛存在于动植物组织中，含量丰富的是动物肝脏、酵母、花生、全谷、豆类及肉类，另外体内一部分维生素 PP 也可由色氨酸转换而来。含叶酸最丰富的食物是动物肝脏，其次是绿色蔬菜、酵母等。胆碱、泛酸、维生素 B_6 的食物分布都很广，人体自身也可以合成，所以一般不会缺少。生物素在酵母，动物肝、肾，大豆、蛋黄、花椰菜中含量较高，维生素 B_{12} 的主要来源是动物性食品，这两种维生素肠道细菌也可合成部分。维生素 C 很容易被氧化，其主要食物来源为新鲜蔬菜和水果。

（三）维生素的功能及典型缺乏症

维生素不仅是防止多种缺乏病的必需营养素，而且具有预防退化性疾病的保健功能。人体对维生素的需求量一般都不大，需要量较大的是维生素 C，成人每天的需要量大概为 100 毫克，维生素 E 为 14 毫克，维生素 PP 为 12~15 毫克，泛酸为 5 毫克，维生素 B_1 和维生素 B_2 推荐摄入量每天 1.2~1.4 毫克，其他的基本上在 1 毫克以下。一般而言，大多数人通过正常饮食即可满足维生素需求量。

脂溶性维生素溶于脂肪，在肠道吸收，易储存在体内而不易排出体外，摄取过多易在体内蓄积而导致毒性作用，若摄入过少可缓慢出现缺乏症状。

水溶性维生素在满足组织需要后，多余部分将从尿中排出，在体内仅有少量储存，一般无毒性，但过量摄入时会发生中毒，若摄入过少可较快出现缺乏症状。

各种维生素的功能及典型缺乏症如表 2-2 所示。引起维生素缺乏症的主要原因包括：因不良生活习惯和饮食习惯导致的维生素摄入量不足；因肠道、肝胆系统疾病导致的吸收障碍；生长、怀孕、疾病等特殊时期机体需要量增加；长期服用抗生素使肠道细菌生长受到抑制引起等。

表 2-2 维生素的生理功能及典型缺乏症

类别	维生素名称	生理功能	典型缺乏症
脂溶性维生素	维生素 A	• 维持视觉功能，特别是暗视觉 • 维持上皮细胞的完整与健康 • 促进生长发育 • 抗氧化、抗疲劳作用	夜盲症 眼干燥症 精神抑郁 皮疹
	维生素 D	调节体内钙、磷代谢，促进骨对钙、磷的吸收与利用	佝偻病 肌肉痉挛 骨质疏松症
	维生素 E	• 抗氧化，支持免疫功能 • 保护神经正常发育 • 维持正常的生殖功能	贫血 虚弱
	维生素 K	促进肝合成凝血因子	凝血时间延长
水溶性维生素	维生素 B_1	• 促进糖类等新陈代谢，维护心脏和神经健康 • 增进食欲与消化功能	脚气病
	维生素 B_2	在生物氧化过程中起递氢作用，与热能代谢直接相关，维护正常视觉和皮肤健康	口角炎、皮疹等
	维生素 PP	在生物氧化过程中起递氢的作用	癞皮病
	叶酸	促进红细胞成熟，是细胞生长繁殖所必需的维生素	巨幼红细胞贫血 新生儿神经管畸形 神经性疾病
	泛酸	用于合成辅酶 A，与糖类、脂肪、蛋白质代谢关系密切	无

续表

类别	维生素名称	生理功能	典型缺乏症
	胆碱①	细胞膜的重要成分之一；以脂蛋白形式参与脂类物质运输等	脂肪肝 老年痴呆
	维生素 B₆	构成转氨酶的辅酶；参与某些神经递质的形成	皮疹、皮炎 神经系统异常
	生物素	构成羧化酶的辅基，起二氧化碳载体的作用	无
	维生素 B₁₂	促进红细胞的发育和成熟，维持机体正常的造血功能；参与胆碱的合成过程	巨幼红细胞贫血 皮肤过敏
	维生素 C	促进胶原蛋白的合成，参与氧化还原作用，提高应激能力，增强机体免疫力、降低血胆固醇水平等	坏血病

即问即答：既然维生素缺乏会导致各种疾病，我们是否应该经常服用维生素补充剂？

五、矿物质（无机盐）

人类需要各种营养物质的参与才能完成生命过程，前面介绍的营养物质主要是有机化合物（烃类化合物），人体中除碳、氢、氧、氮四种有机元素之外的其他元素和化合物统称为矿物质。虽然矿物质在人体内的总量不及体重的5%，也不能提供能量，但它们在人体内不能自行合成，必须由外界供给，并且在人体组织的生理作用中发挥着重要的功能。矿物质是人体骨骼、牙齿和其他组织的重要成分，也是维持机体酸碱平衡和正常渗透压的必要条件，能活化荷尔蒙及帮助代谢，具有十分重要的生理机能调节作用。

（一）矿物质的构成

人体组织中几乎含有自然界存在的各种元素，而且与地球表层元素的组成基本一致。目前已发现人体有20余种必需的矿物质，占人体重量的4%~5%。这些矿物质按其含量可分为两类，凡体内含量大于体重的0.01%（或 >5 克）的矿物质称为常量元素，包括钙、磷、钾、钠、氯、镁、硫7种元素，凡体内含量小于体重的0.01%的矿物质称为微量元素，包括铁、碘、铜、锌、锰、钴、钼、硒、铬、镍、硅、氟、钒等元素。一个体重为60千克的人身体中的矿物质含量见图2-1。

即问即答：人在去世火化后，仅留下一小堆骨灰，请问正常人骨灰有多少千克？

---

① 弗朗西斯·显凯维奇·赛泽，埃莉诺·诺斯·惠特尼主编的《营养学——概念与争论》（第13版）一书中认为，胆碱不是维生素，也没有相应的缺乏症。

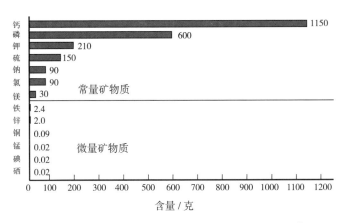

图 2-1　一个体重为 60 千克的人身体中的矿物质含量 [①]

（二）矿物质的来源

矿物质在人体内不能自行合成，必须通过膳食进行补充。其中蔬菜、水果和水是提供矿物质的主要营养来源。

钙的最理想来源是奶及奶制品，动物性食物如蛋黄、鱼、贝类，植物性食物如干豆类、绿叶蔬菜，以及硬水等，含钙量也都比较高；磷和镁广泛存在于各种食物中，只要膳食中蛋白质和钙充分，磷和镁也就能满足需要；钾主要来自蔬菜、水果、谷类、薯类食物，日常膳食就能满足机体对钾的需要量；人体每日摄入的钠和氯主要来自食盐，很多调味品和加工食品中都含有盐；铁的良好食物来源是动物肝脏、动物全血、红肉类、鱼类和某些蔬菜（白菜、油菜、苋菜、韭菜等）；锌的最佳来源是海产品中的蛤贝类、肉类、蛋类、菇类，硬果类中含量也较丰富；含铜食物种类也比较广泛，尤以动物肝、肾，甲壳类，干豆类，芝麻，绿叶蔬菜中含量较丰富；氟主要通过饮水获得，茶叶中含氟量也较高；碘的食物来源主要是海产品，如海藻、紫菜、海鱼等；海产品、小麦、南瓜、大蒜等是硒的良好来源。

在人体的新陈代谢过程中，每天都有一定数量的矿物质通过粪便、尿液、汗液、头发等途径排出体外，因此必须通过日常饮食予以补充。但是，由于某些微量元素（铅、镉、汞、铝、砷、锡、锂等）在体内的生理作用剂量与中毒剂量非常接近，因此过量摄入不但无益反而有害，所有微量矿物质过量都是有毒的。

食物中矿物质的含量比较丰富，一般膳食都能满足机体需要。微量元素的补充主要依靠食物，因各种食物中含有的微量元素多少不同，所以为预防微量元素缺乏，应增加食物的种类，且不偏食、挑食。如果因为某些特殊的原因，造成钙、铁或碘、锌、

---

① 弗朗西斯·显凯维奇·赛泽，埃莉诺·诺斯·惠特尼.营养学——概念与争论.13 版.王希成，王蕾，主译.北京：清华大学出版社，2017：328.

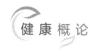
硒的缺乏，也可通过服用相应的补充剂加以调节。

（三）矿物质的功能和典型缺乏症状

矿物质中的钙、磷、氟是骨骼和牙齿的重要成分，磷还是核酸的重要成分，铁参与了血红蛋白、肌红蛋白和细胞色素的组成，所以矿物质是构成人体机体组织的重要材料。

同时，矿物质维持机体的酸碱平衡及组织细胞渗透压：酸性（氯、硫、磷）和碱性（钾、钠、镁）无机盐适当配合，加上重碳酸盐和蛋白质的缓冲作用，维持着机体的酸碱平衡；矿物质与蛋白质一起维持组织细胞的渗透压；缺乏铁、钠、碘、磷，可能会引起疲劳等。

即问即答： 为什么人在呕吐或腹泻严重时，要适当补充盐水？

健康小知识

体液平衡与酸碱平衡

在人体内，细胞能够决定盐的去向，水则会跟着盐流动，所以细胞是通过将矿物质泵过细胞膜来调节体液的流动的。当矿物质盐溶于水后，它们就会分离成称作离子的单个带电粒子，离子溶解于水后能够携带电流，这些带电离子被称为电解质。当细胞内外部的液体中的电解质浓度不同时，水将会从低浓度溶液向高浓度溶液侧流动，从而达到体液和电解质的平衡。

如果体液失调，比如腹泻严重时，由于消化道失水，人体就会从身体各部分细胞间的液体中抽取水分，为了达到平衡，细胞内的液体会流出；与此同时，肾会监测到体内失水，就会尽力从本来要被排泄的水储存中回收水分，为了做到这一点，它会升高细胞外钠离子的浓度，而这又会进一步抽取细胞内的水分，最终导致体液和电解质失衡。由于腹泻时损失的水和矿物质最终都来源于全身的细胞，如不加以及时地外部补充，最终有可能影响心跳甚至危及生命。

矿物质还能帮助维持机体的酸碱平衡。在纯水中，只有很小部分的水分子（H_2O）以氢正离子（H^+）和氢氧根负离子（OH^-）的形式存在，但这两种离子的正负电荷相等，彼此保持平衡。一些常量矿物质溶解在水溶液中后会生成酸性物质（H^+，氢正离子），有些则生成碱性物质（OH^-，氢氧根负离子）。如果溶液中 H^+ 过剩，则溶液表现为酸性，pH 值降低；相反，如果 OH^- 过多，则溶液表现为碱性，pH 值升高。对于人体而言，将体液维持在近乎恒定的 pH 值下，对生命至关重要。因为即使 pH 值发生轻微的变化，也会引起许多重要的生物分子结构和化学功能发生剧烈变化。体内的一些蛋白质和矿物质盐类可以起到缓冲剂的作用来维持体内的 pH 值，它们能够根据需要，结合或释放适量的氢正离子来维持合适的 pH 值。

钾、钠、钙、镁是维持神经肌肉兴奋性和细胞膜通透性的必要条件。一些无机离子可增强神经肌肉的兴奋性，有的可抑制其兴奋性。钾对心肌的应激性也有很大关系，血钾过高会抑制心率，血钾过低会导致心律失常。

不少无机离子常作为酶的辅酶或激活剂影响酶的活性，如钙是凝血酶的活化剂、锌是多种酶的组成成分。

各种矿物质的功能和典型缺乏症见表2-3。

表2-3 各种矿物质的功能和典型缺乏症

元素	含量与分布	主要生理功能	典型缺乏症
钙	人体内常量元素中含量最多的元素。正常成年人体含钙总量可达1200克。99%沉积在骨骼和牙齿中，1%在体液和软组织中	构成骨骼、牙齿成分；维持神经肌肉兴奋性；参与血凝	软骨病，肌肉痉挛，骨质疏松，出血难止
磷	磷是除钙外人体内常量元素含量次多的元素。正常成年人体内磷含量为600~900克，其中87.6%以上存在于骨骼和牙齿中	是构成骨骼、牙齿、核酸、酶的成分；参与物质代谢和能量代谢；调节酸碱平衡	食欲不振，骨骼疼痛，肌无力，生长发育受损
钾	正常成年人体内钾含量为50~55毫摩尔/千克体重，98%在细胞内，只有2%在细胞外	维持细胞渗透压和酸碱平衡；维持神经、肌肉兴奋性；参与蛋白和糖代谢	脱水，心律失常和神经肌肉病变，倦怠
钠	正常成年人体内钠含量为45~50毫摩尔/千克体重，其中约45%分布于细胞外液，40%~45%分布于骨组织，其余分布于细胞内液	维持细胞外液的渗透压和酸碱平衡；对分泌和排泄有调节功能；维持肌肉兴奋性	神经系统症状，头痛、乏力及感觉迟钝等
氯	主要分布于细胞外液，是细胞外液的主要阴离子	维持细胞外液渗透压和酸碱平衡；合成胃酸的原料；唾液淀粉酶的激活剂	食欲不振，肌肉痉挛，精神冷漠
镁	正常成年人体内镁含量为20~28克，50%~60%沉积在骨骼中，27%存在于肌细胞内，剩余的分布于其他软组织中	多种酶的激活剂；参与体内蛋白合成；维持神经肌正常兴奋性	心跳过速，情绪不安，癫痫发作，吞咽困难
铁	人体内含量最多的一种必需微量元素。正常成年人体含铁总量为4~5克。60%~70%存在于血红蛋白中，约3%分布于肌红蛋白中，约0.3%分布于含铁卟啉的酶类中。另有30%以运铁蛋白或储铁形式存在于肝、脾和骨髓中	血红蛋白组成成分，参与氧和二氧化碳的运输；细胞色素酶、过氧化酶的重要成分，参与生物氧化	缺铁性贫血
锌	正常成年人体内锌含量为1.4~2.3克，是含量仅次于铁的必需微量元素。广泛分布于各组织器官中，尤以骨骼与皮肤中分布最多	参与许多金属酶的组成；参与蛋白和核酸的合成；促进正常发育；加速创伤愈合	厌食，生长停滞，少年性发育不全、皮炎
铜	正常成年人体内铜含量为100~150毫克，以肝、脑、肾及心含量最高，其次存在于肺、肠及脾中，肌肉和骨骼中含量最低	参与生物氧化和能量代谢；帮助合成血红蛋白和胶原蛋白；是某些酶的活性中心的必需成分	生长迟缓，贫血，情绪易激动

续表

元素	含量与分布	主要生理功能	典型缺乏症
氟	正常成年人体内氟含量为 2.6 克，以骨骼中含氟量最多，其次是牙齿、指甲和毛发	构成骨骼、牙齿成分，赋予牙齿抗腐蚀性	骨质疏松，龋齿
碘	正常成年人体内碘含量为 20~50 毫克，其中 70%~80% 存在于甲状腺中	合成甲状腺素的必需原料，促进生长发育	甲状腺肿、生长迟缓、智力低下
硒	正常成年人体内硒含量为 14~25 毫克，多分布于指甲、头发、肾和肝中，肌肉、脂肪、血液等组织器官中含量很少	抗氧化作用，保护细胞膜	克山病、大骨节病

即问即答： 为什么人吃了咸食后，会特别想喝水？

六、水

水是人体内体液的主要成分，是维持生命所必需的基本条件。水占人体体重的 60%~70%。

即问即答： 为什么水是最不可缺少的营养素？

（一）水的功能

人们咀嚼食物需要唾液，消化食物需要胃液、肠液、胆汁等，这些消化液绝大部分都由水组成。人体在整个新陈代谢过程中，所产生的有毒物质和废物需要排出体外，如大小便、出汗、打喷嚏、呼吸等，都需要有水才能进行，水是所有营养素和废物运输的工具。人体如果没有水，则养分无法吸收和输送，废物不能排出，血液不能运行，体温不能调节，体内各项生理活动无法进行。水参与了人体内所有的生理生化过程。正常情况下，人一旦失去 2% 的水分就会感到口渴，失去 10% 的水分就会因代谢功能衰竭而出现昏迷，失去 20% 的水分就会死亡。因此，水是生命之源，和阳光、空气一样，是生命不可缺少的最基本、最必需的营养物质。

即问即答： 既然阳光和空气也是人所必需的，为什么七大营养素中没有它们？

水在人体内起着溶剂、清洁剂、润滑剂和缓冲剂、冷却液等作用，具体包括：构成人体组织；参与各种生理活动和代谢反应；利用其流动性，在消化、吸收、循环和排泄过程中，充当运输载体；利用其比热和蒸发热大来维持正常体温；滋润肌肤，润滑关节、肌肉和脏器。

（二）水平衡：水的摄入与排出

人体每天通过皮肤、呼吸道、尿液和粪便的形式把体内一部分水排出体外，同时通过摄取食物、饮水等方式补充机体损失的水分。当排出体外的水和摄入体内的水基本相等时，我们称为"水平衡"。肾是排出水的主要器官，同时对水还有重吸收的作用，通过重吸收也可以调节水平衡。

正常人每天排出的水量受饮食状况、气候环境、劳动或运动强度等多种因素的影响。一般而言，人体每天排出或需要摄入的水量大约为 2500 毫升，见表 2-4。

表 2-4　正常人体每天水代谢情况

水的排出量 / 毫升		水的摄入量 / 毫升	
呼吸蒸发	350	饮料水	550~1500
皮肤蒸发	450~900	食物水	700~1000
粪便排出	150	代谢水	200~300
尿液排出	500~1400		
总量	1450~2800	总量	1450~2800

资料来源：弗朗西斯·显凯维奇·赛泽，埃莉诺·诺斯·惠特尼. 营养学——概念与争论. 13 版. 王希成，王蕾，主译. 北京：清华大学出版社，2017：332.

要维持水在体内的平衡，不断地补充水是必要的。人体通过渴和饱这两种感觉控制着水的摄入量。在正常情况下通过摄取食物、饮水等方式补充我们每天所需要的水。体内水的来源主要有三个方面：一是糖类、脂肪、蛋白质三大物质代谢过程中产生的水分（代谢水）；二是每天摄取的食物中所含有的水分（食物水）；三是每天喝的水（饮料水）。代谢水和食物水每天一般变动较小，所以饮料水是调节水平衡的主要方式。饮水时以少量、多次，饮用至无口渴感为适量。一般而言，除由三餐食物和水果摄取时所获得约 1000 毫升水分外，我们每天需要饮用 6~8 杯水（1200~1600 毫升），才能基本达到每天水平衡的要求。

即问即答：为什么人体在一天中的体重会有 1~2 千克的差异？

总之，喝水和摄取热量一样，要量出而入。否则会因机体内水太多或太少而引发相应的疾病。人体缺水或失水过多，会使血液浓缩，黏稠度增高，不利于血液循环及营养物的吸收，不仅影响新陈代谢，还会影响容颜，容易形成血栓等。如果水喝得太多、太急，则可能会因钠、钾离子流失而导致电解质紊乱、水溶性维生素流失、增加心脏和肾脏等器官的负担，若饮水过量，超过肾脏排出能力，则还可能引起水中毒。

应该饮用怎么样的水?

所有饮用水,包括瓶装水,都来自容易受到人类活动污染的地表水或地下水。地表水包括湖泊、河流和水库中的水。地表水容易被酸雨、杀虫剂、化肥、人和动物的粪便以及工业废物等污染,尽管通过地面上的植物和地表水中的微生物能过滤部分,阳光和流动也会使地表水得到净化,但仍会有部分污染残留。地下水取自地下岩层保护下的蓄水层,由地表水通过土壤、沙土以及岩石渗透形成,可以过滤掉部分污染物,但由于流动慢、与空气和阳光隔绝,自身净化速度较慢,并且容易受到危险品和垃圾填埋、输油和输气管道渗漏的污染。所以一般地表水和地下水,最好经过一定处理后饮用更安全。

经过不同的处理,会形成自来水、蒸馏水、纯净水、软水以及各种饮料。自来水经过供水系统过滤和加入清毒剂,去除了许多有害物质,杀死了大部分的微生物,而且定期的检测,可满足健康最低标准,尽管自来水氯化处理的副产品可能会诱发癌变,但氯化是最经济的处理方法,且通过加热可以蒸发,所以自来水可以作为首选饮用水。蒸馏水是通过将水蒸发后再冷却回收的水,不含任何矿物质。纯净水是经过蒸馏或其他物理化学过程处理过的水,去除了不溶性杂质,不含矿物质和污染物,一般和蒸馏水一样多用于医药和研究领域。软水是通过软化剂(通常以盐为主要成分)去掉了硬水中的钙、镁离子,转用钠离子取代的水,一般用于洗涤和洗浴,若用于饮用,可能因为软水中钠离子含量较高而引发高血压,并会因为软水更容易溶解管道中的镉和铅而导致发生相关疾病。通过添加二氧化碳、咖啡因、维生素、矿物质等形成的饮料,通常只适用于特殊人群饮用。

七、纤维素(膳食纤维)

膳食纤维是指植物中不能被消化吸收的成分,属于碳水化合物类。包括:纤维素、半纤维素、木质素、果胶等。纤维素是自然界中分布最广泛的多糖,只是由于纤维素成键方式与淀粉、糖原不同,使得其比较难水解,只有在高温、高压下才能被酸水解成葡萄糖。因为人体内的消化酶不能使纤维素降解成葡萄糖,所以人体不能消化纤维素。人摄入食物中的纤维素后,经消化道变成残渣,随粪便排出体外。

即问即答: 为什么营养专家推荐吃富含纤维的食物?

尽管人体不能消化、吸收纤维素,但膳食纤维具有增加饱腹感、促进排便、降低血糖和血胆固醇以及改变肠道菌群构成与代谢、诱导益生菌大量繁殖等有利于健康的作用。它可以在被咀嚼的过程中,通过中枢神经刺激胰岛素分泌,起到降血糖的作用;可促进肠道蠕动,辅助排便,治疗便秘、预防痔疮,并使毒素在肠中的停留时间缩短,预防结肠癌;同时食物纤维可在消化道吸附胆汁酸、多余脂肪、胆固醇等排出体外,有效预防成人心血管疾病、胃肠道疾病、肥胖症等的发生。正因为膳食纤维在人体中有如此重要的作用,所以营养学会将其列为第七类营养素。

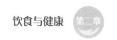

即问即答：老年人为什么经常会便秘？

在上述七种营养素中，碳水化合物、脂肪和蛋白质是人类主要的三大"产能营养素"。一般成年人的膳食中，三种营养素占总能量的供能比例为：碳水化合物占50%~60%，脂肪占20%~30%，蛋白质占10%~20%（特殊情况除外）。通常年龄越小，蛋白质和脂肪供能所占比例会适当增加。

第二节　食物的营养价值

人类维持生命所需要的七大营养素主要都来自于食物。在自然界中，可供人类食用的食品种类繁多，但除了母乳能满足4~6个月以内婴儿所需要的全部营养外，没有一种食品含有人体所需要的全部营养素。为了满足机体需要，最好的方法是将多种食品搭配食用。为此，我们就需要了解各类食品的营养价值，以此作为均衡饮食、合理营养的基础。

即问即答：我们是否可以通过单纯吃各类补品来满足身体对营养素的要求？

食物的营养价值是指食物中所含的营养素和能量能满足人体营养需要的程度，其营养价值的高低，取决于食物中所含营养素的种类、数量以及相互比例。以下我们分别介绍几种常见的各类食物的营养价值。

一、谷类食物

谷类食物包括大米、小米、大麦、小麦、玉米、荞麦、高粱等。各种谷粒的形态和大小有所不同，但都有相类似的结构，基本上都由谷皮、胚乳、胚芽三部分组成。谷皮主要由纤维素、半纤维素和木质素组成，并含有少量的蛋白质、脂肪和B族维生素；胚乳中集中了整个谷粒所含的淀粉，以及大部分蛋白质；胚芽则含有丰富的脂肪、蛋白质（各种酶）、纤维素、可溶性糖、维生素和矿物质。

以大米和小麦为例，谷类食物主要营养价值如下：

· **碳水化合物的含量。**谷物中碳水化合物的含量为70%~80%，其主要成分是淀粉，主要集中在胚乳中。淀粉经烹调加工后容易吸收，是机体最理想、最经济的热能来源。

• 维生素。谷类是人类膳食中 B 族维生素，特别是维生素 B_1、泛酸的重要来源。维生素主要集中在谷皮和胚芽中，在精加工过程中容易丢失。

• 蛋白质。谷类蛋白质含量在 10% 以内，数量不多，但质量较好，尤其是谷胚中的蛋白质营养价值较高。谷类蛋白质所含的必需氨基酸则较动物性食物低，且在比例上较不平衡。

• 脂肪。谷类脂肪含量很少，除玉米和小米可达 4% 以外，其余的只占总重量的 2% 以下，主要是甘油三酯和少量的植物固醇和卵磷脂。

• 矿物质。谷类中的矿物质含量为 1.5%~5.5%，主要分布在谷皮中，其中以磷的含量最多，约为矿物质总量的 1/2。

在我国居民的膳食结构中，谷类食物是热能的主要来源，人体每日摄取热能的 50%~65% 是由谷类食物提供的，同时谷类还是蛋白质、B 族维生素和矿物质的主要来源。

即问即答：如果想要减肥，是否应避开碳水化合物？

二、豆类及其制品

豆类品种很多，根据其营养成分，大致可分为两类：大豆（黄豆、黑豆、青豆）和杂豆（豌豆、蚕豆、绿豆、豇豆、赤豆、芸豆等）。

（一）大豆的营养价值

大豆类作物提供的蛋白质、脂肪和钙，较谷类高出数倍。

• 蛋白质。大豆平均含蛋白质 30%~40%，其氨基酸组成和比例也比较适合人体需要，特别是有丰富的赖氨酸和亮氨酸，只有蛋氨酸略低，其余氨基酸都接近人体需要的比值，是植物蛋白质的理想补充品。另外，大豆蛋白中丰富的天门冬氨酸、谷氨酸和微量胆碱，对神经系统有促进发育和增强记忆的作用。

• 脂类。大豆平均含脂肪 18%（15%~20%），其中 85% 为不饱和脂肪酸。脂肪酸中 55% 为亚油酸，磷脂约占 1.5%，卵磷脂约占 29%，脑磷脂约占 31%。因此，大豆及其制品常被推荐为防治冠心病、高血压、动脉硬化等疾病的理想食品。

• 碳水化合物。豆粒重量的 1/4 左右为碳水化合物，其组成较为复杂，约一半为纤维素、淀粉、阿拉伯糖、半乳糖等，另一半存在于大豆细胞壁中，是人体不能消化的寡糖，在肠道细菌作用下，会发酵产气，引起腹胀不适。

• 矿物质和维生素。大豆含有丰富的矿物质，钙、磷、铁含量均高于谷类食物，是发育期儿童和骨质疏松病人膳食钙的理想来源。此外，大豆中胡萝卜素、硫胺素、核黄素和维生素 E 含量在植物性食物中也属较高，比谷类多数倍甚至数十倍。

· 植物雌激素。大豆等植物，其本身含有大量的异黄酮活性成分，是天然的植物雌激素，其结构与女性体内的雌激素相似，可用于防止激素水平下降的病症。

（二）杂豆的营养价值

杂豆的化学组成与大豆类有较大不同，碳水化合物含量较高，占45%~55%，蛋白质与脂肪含量低于大豆，分别在25%与1%左右，维生素和矿物质则各有不同的特点。

· 豌豆。干豆中蛋白质约占25%，以球蛋白为主，白蛋白仅少量，氨基酸组成中赖氨酸含量较高，蛋氨酸含量较低；脂肪中以磷脂为主，总量约占1%；钙、磷、铁含量较多；维生素以B族维生素为主，维生素E和胡萝卜素含量也较多。

· 赤豆。蛋白质与脂肪含量接近豌豆，但比豌豆稍低，也以球蛋白为主，赖氨酸含量相对较高，胱氨酸与蛋氨酸相对不足；碳水化合物含量较高，可达55%，其中一半以上是淀粉；钙、磷、铁含量稍低于豌豆，但每100克赤豆中钾含量高达860毫克。

· 绿豆与蚕豆。绿豆含丰富的碳水化合物、蛋白质、多种维生素与矿物质，其组成与蚕豆相近，且均类似于赤豆。

（三）豆制品营养价值

豆制品主要是以大豆为原料加工而成，我国传统的豆制品主要有：豆腐及其制品、豆浆、豆芽以及发酵豆制品等。

· 豆腐。豆腐中蛋白质含量为6%~8%，脂肪为1.8%~3%，碳水化合物为2.8%~3.8%；豆腐干、豆腐丝、豆腐皮等蛋白质含量较高，达17%~45%。加工中，大部分纤维素、可溶性碳水化合物被去除，胀气因子明显降低，消化率为92%~96%，远高于整豆的65.3%。

· 豆浆。根据其稀释度不同，营养成分变化较大。一般1份黄豆加8份水制成的豆浆，蛋白质含量可达4.0%左右，且必需氨基酸含量较齐全。脂肪与碳水化合物含量分别在1.8%与1.5%左右，还含有一定量的矿物质和B族维生素，因此在某些营养成分方面不亚于鲜乳。不足之处是蛋氨酸、脂肪和碳水化合物含量偏低，产热少，钙、维生素A和维生素D也比鲜乳少。

· 豆芽。大豆、绿豆均可生豆芽，豆芽营养种类几乎均等同于大豆、绿豆。但发芽后的豆类淀粉可转化为单糖和低聚糖，使糖类物质更易被消化吸收。发芽过程中，在酶的作用下，无机盐和矿物质倍增，尤其是维生素C。所以在缺乏新鲜蔬菜和水果的季节或地区，豆芽可作为补充维生素C和矿物质营养素的良好来源。

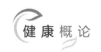

· **发酵豆制品**。经发酵加工后的大豆制品，如豆豉、豆瓣酱、腐乳等，通过发酵等工艺处理后，其中蛋白质部分被酶分解，使得口感好，更容易消化，一些营养素含量也会有所提高。另外，在微生物的作用下，还增加了维生素 B_{12}。

三、肉类

肉类食物包括畜禽肉、内脏及其制品。人们习惯食用的畜肉主要是猪肉、牛肉、羊肉等，禽肉主要是鸡肉、鸭肉、鹅肉等。畜肉的肌色呈暗红色，故有"红肉"之称；禽肉和鱼、虾等肌色浅，所以也称"白肉"。畜和禽的内脏主要是心、肺、肝、肾、胃（肚）、肠等。肉类食物排空速度慢，食后可以给人较长时间的饱腹感；可烹制成美味佳肴供人们享用；同时也能提供人体所需要的蛋白质、脂肪、矿物质和维生素等丰富的营养物质。

· **蛋白质**。肉类食物含有 10%~20% 的蛋白质，且主要存在于肌肉组织中。由于肉类蛋白质中的氨基酸组成比例与人体组织相近，所以属于完全蛋白质，有很高的营养价值。不过筋、脆骨、肉皮等间质蛋白质属胶原蛋白和弹性蛋白，其色氨酸、酪氨酸及蛋氨酸含量少，属于不完全蛋白，生物利用率较低。

· **脂肪**。肉类的脂肪含量常因动物品种、年龄、肥瘦、部位而有很大差异。畜类瘦肉为 10%~30%，肥肉可高达 50%~80%，畜肉以饱和脂肪酸为主，熔点较高；禽肉脂肪含量一般在 2%~11%，容易消化吸收。

· **矿物质**。畜禽肉中矿物质含量在 0.6%~1.0%，主要有磷、铁，并含有少量铜。肝脏含铁和铜丰富，红肉中铁的存在形式主要是血红素铁，由于不受膳食因素的干扰，其生物利用率较高，多食用可有效补充铁的不足。

· **维生素**。畜禽肉类含有丰富的 B 族维生素，包括核黄素、硫胺素、泛酸、胆碱等；肝脏富含维生素 A 和维生素 D；禽肉中还含有维生素 E（这也是禽肉在 –18℃冷藏条件下储存一年也不易酸败变质的原因）。

即问即答：为什么推荐贫血的人多吃"红肉"、术后病人喝鸡汤或鸭汤？

四、水产类

水产类食物包括鱼、虾、蟹、贝类等。水产类与肉类食物一样，含有大量的优质蛋白，丰富的脂肪、矿物质和维生素，因此具有很高的营养价值。

· **蛋白质**。鱼类蛋白质含量为 15%~20%，利用率可达 85%~90%，其中蛋氨酸、苏氨酸和赖氨酸较丰富，是优质蛋白质的良好来源；鱼类的肌肉组织纤维细短，间质较少，水分含量高，所以组织柔软细嫩，比畜禽肉更容易消化。

· 脂肪。鱼类脂肪含量一般为 3%~5%，且多为不饱和脂肪酸，特别是海鱼，不饱和脂肪酸含量高达 70%~80%。鱼类的胆固醇含量较高，特别是在鱼子、虾子和蟹黄中。

· 矿物质。鱼类中的矿物质含量多于畜禽肉，特别是鱼、虾类中钙的含量丰富，海产品中还含有丰富的碘。

· 维生素。鱼类食物是维生素 B_1、维生素 B_2 和烟酸的良好来源；鱼的肝脏中富含维生素 A 和维生素 D。

即问即答：为什么在健康饮食中推荐多吃鱼、虾？

五、蛋类

人们通常食用的禽蛋主要是鸡蛋、鸭蛋、鹅蛋和鹌鹑蛋，尤以鸡蛋为多。蛋类食物营养较全面、均衡，容易消化吸收，且食用方便，是人类理想的营养食品之一。

蛋类食物可提供最优质的蛋白质，全蛋蛋白质含量为 13%~15%。其中，鸡蛋的营养价值最高，其必需氨基酸组成模式与人体需要的模式很相近，是最理想的优质蛋白质。在进行食物蛋白质营养价值评价时，也常以全鸡蛋蛋白质作为参考蛋白。

全蛋中的蛋黄约占全蛋的 1/3，较蛋清的营养成分多。蛋黄中除了含有蛋白质外，还含有多种营养成分，如钙、磷、铁等矿物质，维生素 A、维生素 D、维生素 B_1 和维生素 B_2，以及卵磷脂和胆固醇等，含量均较为丰富。

尽管蛋的营养价值很高，但也不宜每天多吃，以免造成肝肾负担和优质蛋白质浪费。通常每天一个蛋足以满足营养需要，同时蛋白和蛋黄都要吃；为防止蛋清中的抗生物素和抗胰蛋白酶对蛋白质消化的影响，食用熟蛋更容易消化吸收蛋的营养。

即问即答：为什么有的人只吃蛋白，不吃蛋黄？这种行为正确吗？

六、动物奶及奶制品

动物奶主要包括牛奶、羊奶等鲜奶，奶制品则包括炼乳、奶粉、酸奶、奶油、奶酪等众多由鲜奶加工制成的产品。从营养成分角度来说，动物奶中富含优质蛋白、钙、磷及维生素 A、维生素 D，是人类理想的营养素来源之一。

动物奶中蛋白质平均含量为 3.0%~3.5%，消化吸收率高达 87%~89%，必需氨基酸组成含量与鸡蛋相似，属于优质蛋白。脂肪含量约 3%，其中 95% 左右为甘油三酯，亚油酸和亚麻酸含量分别占 5.3% 和 2.1%，消化率高达 98%。牛奶中所含的碳水化合物为乳糖，含量约为 3.5%，乳糖必须靠乳糖酶的作用，才能在肠道中分解为半乳糖和葡萄糖被人体吸收。如果人体缺少乳糖酶，未被分解的乳糖就会在肠内发酵，产生

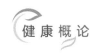

大量的二氧化碳气体，引发"乳糖不耐受症"。牛奶中的矿物质含量占0.6%~0.7%，以钙、磷、钾为主，此外还含有多种微量元素，如铜、锌、碘、锰等。牛奶中的维生素以维生素A和维生素B_2为主，维生素B_1、维生素C和生物素的含量也较人乳高，不过B族维生素和维生素C经光照会很快消失，所以鲜牛奶必须避光保存。

奶制品由鲜奶加工而成，通常在工业加工过程中会加入很多添加剂，从而使其营养成分在加工过程中被部分破坏，此外还可能增加了一些对人体健康不一定有利的物质，所以除酸奶、奶酪、奶粉外，一般像炼乳、奶油、黄油等，都不建议多食用。

即问即答：从健康的角度出发，喝动物奶（如牛奶）好还是植物奶（如豆奶）好？

七、蔬菜类

蔬菜品种繁多，有叶菜类、根茎类、瓜茄类、鲜豆类、花芽类、蕈藻类等。它们都含有多种维生素和矿物质，含有纤维素和糖类。不过各类蔬菜营养成分有较大差异，具体如下。

• 叶菜类。叶菜类包括白菜、油菜、卷心菜、苋菜、韭菜、芹菜、空心菜、蒿菜等，主要提供胡萝卜素、维生素C、维生素B_2和叶酸，也是机体矿物质铁、钙、磷等的重要来源。特别是深色叶菜中含铁和叶酸较高，对贫血患者、孕妇、乳母非常有益。叶菜也是人体膳食纤维的主要来源。

• 根茎类。根茎类蔬菜有土豆、胡萝卜、白萝卜、莴笋、山药、甘薯、芋头、藕、洋葱等。其营养价值不如叶菜类，但土豆、藕、甘薯中淀粉含量较高，胡萝卜中含有较多的胡萝卜素和木质素等。

• 瓜茄类。瓜茄类包括冬瓜、西瓜、南瓜、西葫芦、丝瓜、黄瓜、茄子、番茄、辣椒等。其水分多，营养价值较低。但辣椒含有丰富的维生素C和胡萝卜素，茄子富含维生素E，番茄含有较多的可消灭人体游离的自由基的番茄红素。

• 鲜豆类。鲜豆类包括毛豆、豌豆、蚕豆、扁豆、豇豆、四季豆等。与其他蔬菜相比，鲜豆类不仅蛋白质含量高，且质量比谷类好，能与谷类蛋白质互补，提高营养价值。鲜豆类蔬菜矿物质和维生素含量也较高，其中的铁也易于被人体吸收。不过某些鲜豆含有皂角和植物凝集素，对胃肠黏膜有较强刺激作用，并对细胞有破坏和溶血作用，所以必须加热煮熟后方可食用。

• 花芽类。花芽类主要有菜花、黄花菜和各种豆芽等。菜花有白色（称花椰菜）和深绿色（称西兰花）两种，两者都有较高的营养价值，不过西兰花和花椰菜相比，蛋白质含量高95%，胡萝卜素含量高近200倍，维生素C含量多55%，钙多1.9倍，磷多53%，所以从营养价值而言，西兰花更胜一筹。黄花菜的营养也十分丰富，鲜品中含有蛋白质、脂肪、糖类、胡萝卜素、维生素、钙、磷、铁等。不过鲜黄花菜中含有"秋水仙碱"，经肠胃吸收后会在人体内氧化为"二秋水仙碱"，具有较大的毒性，所以食用鲜黄花菜时，要经过水泡和充分加热才安全。

• 蕈藻类。食用蕈藻类种类繁多，包括人工栽培和野生。属菌类，主要有香菇、草菇、银耳、黑木耳等，所含营养物质各不相同，通常都有一定的保健和药用价值，可经常食用。海藻是海洋蔬菜，如海带、紫菜、裙带菜等，含丰富的营养物质，常吃对健康有利。

即问即答：为什么营养专家推荐蔬菜摄入量中深色蔬菜占一半？

八、水果类

水果和蔬菜一样，多属于碱性食品，主要营养成分有维生素、矿物质、微量元素以及碳水化合物，营养价值与蔬菜相近，但又有其特点。如水果中富含有机酸，果胶含量高等。一般来说，多数蔬菜（特别是深色蔬菜）的维生素、矿物质、膳食纤维和植物化学物质的含量高于水果，水果中的碳水化合物、有机酸和芳香物质比新鲜蔬菜多。因此，蔬菜和水果之间不能相互取代，两者都应摄取。

即问即答：为什么吃水果最好不要长期只吃一种？

一些水果还有其特殊的营养功能。如苹果富含镁、果糖和果胶；香蕉富含钾；山楂含有多种有机酸，可助消化、降血脂；野生猕猴桃、刺梨、酸枣含维生素C特别丰富；大枣、葡萄、荔枝等含有蛋白质、葡萄糖苷；杏、橘子、枇杷、芒果、海棠和山楂的胡萝卜素含量很高。

第三节　合理膳食

通过前面的学习我们知道，维持生命和健康的七种营养素需要保持一定的比例，而人类必需的营养素主要通过饮食获得，自然界中的每一种食物都有不同的营养价值，但都不可能完全满足人体所需，为此，为了维持人体正常的生长发育、促进组织更新和保持健康状态，就必须合理地摄取食物以保证营养素的均衡。平衡膳食就是指膳食

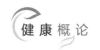

中营养种类齐全、数量充足、比例适当，且与人体的需要保持平衡。

即问即答：平衡膳食能够提高或保持人体的免疫能力吗？

一、基本目标：保持正常体重

（一）营养均衡

为了保证细胞的健康和正常的新陈代谢，我们必须使每天摄取的食物能够保持人体所需各种营养素之间的均衡。营养均衡是指我们在一定时期内摄取的食物中的营养素能保证人体每天新陈代谢所需，各种营养素之间保持适当的比例。其中包括如下方面。

· 碳水化合物、脂肪、蛋白质三大产能营养素的平衡。三者在代谢过程中关系最为密切，主要表现为碳水化合物和脂肪对蛋白质的节约作用，如果膳食中有足够的碳水化合物和脂肪，就可以减少蛋白质作为能量而消耗的部分，有利于蛋白质在体内的利用和组织更新。但若蛋白质供给量不足，单纯提高碳水化合物和脂肪的供给量，就不能维持体内的氮平衡。只有当蛋白质的供给量达到最低需要量以上，提高碳水化合物和脂肪的供给量，才能发挥它们对蛋白质的"节约"作用；同样只有在碳水化合物和脂肪的供给量达到最低需要量以上时，提高蛋白质的供给量才能使其充分地发挥生物功能。所以，膳食中三大营养物质之间的比例合理，才能既保证组织的修复更新，又保证热能的需要。通常成人膳食中碳水化合物、脂肪、蛋白质三者的供给量比例约为 6:2:1，少年儿童因生长发育需要可适当增加脂肪和蛋白质的摄入。

· 蛋白质中氨基酸的平衡。因为构成人体组织蛋白质的氨基酸是按一定比例组成的，所以人体对食物蛋白质中氨基酸的种类、数量及相互间的比例也有一定要求。食物蛋白的必需氨基酸只有符合这个要求，才能被充分利用。蛋白质中某种氨基酸过量或不足，都会干扰其他氨基酸的利用。同时还要求有一定比例的非必需氨基酸。一般认为，必需氨基酸和非必需氨基酸的比值应为 4:6。

· 脂类中脂肪酸的平衡。约 90% 的脂肪由脂肪酸组成，膳食摄入的脂肪中，约一半来自食物本身所含的脂肪，另一半来自食用油脂。食物的脂肪酸有几十种，对人体各有不同的营养作用。不同脂类食物脂肪酸组成不同，但没有一种能满足人体的全部需要，只有通过摄入广泛的食物种类，且合理搭配、数量适当，才能满足人体的脂肪酸平衡。

· 其他营养素的平衡。维生素、矿物质和纤维素也要满足机体需要。水溶性维生素摄入过多可以被身体排出，而脂溶性维生素和矿物质如果摄入过多，则会导致中毒。

如果我们每天饮食不当，导致营养失调，即营养过剩或不足，都会给机体健康带来不同程度的损害。营养过剩会导致肥胖症、糖尿病、胆石症、动脉粥样硬化、高血压和心血管疾病等，还可能成为肿瘤和其他疾病的诱因；营养不足则会造成体质虚弱、精神不振、易于疲劳，免疫力和对疾病的抵抗力下降，甚至出现各种营养缺乏症，如大头症、早衰、痴呆、贫血、坏血病、佝偻病、夜盲症、眼干燥症、皮肤症、痔疮等。

即问即答：要做到营养均衡，我们应该采取哪些措施？

健康小知识

营养不良和疾病的恶性循环

常常会有一些人，为了减肥或因食欲不振、患病、厌食症等而进食较少，长此以往就会导致营养不良。当关键的营养素不足时，免疫系统中一些不可缺少的组织和细胞在大小和数量上均会变化，使人体更易于受到感染或者使病情加重。感染和疾病又会影响食欲，干扰消化和吸收、增加排泄和代谢，导致营养状况进一步恶化。治疗疾病经常需要服用药物，但很多药物对营养状况有负面作用（如导致腹泻、食欲不振等），手术和放射则对身体有更大的负面影响。所以营养不良会导致抵抗力下降、产生疾病，疾病使食欲、消化吸收和代谢能力减退，致使营养状况受损，免疫力下降、疾病恶化。而营养充足而均衡的膳食，不仅可以使免疫系统处于最佳状态，还可以改进药物治疗的效果，缩短住院时间，提高患者独立生活的能力，从而增进生活质量。医疗的主要作用是为人体自我修复创造条件，而人体的自我修复需要充足的营养。

这里要注意的是，营养均衡是一个过程中的概念，在实际生活中是动态取得的。它并不要求人们的每一顿都达到一切营养物质的均衡，事实上除了母乳喂养的婴儿在摄入充足母乳时有可能达到外，其他情况下是不可能做到的。而且人体可以储存一些营养物质，储存量有多有少，储存的期限也长短不一。如人体能储存很多脂肪，可以较大量地储存维生素 A、维生素 B_{12}，储存量可满足一年的需要。而水溶性维生素 C 和维生素 B_1 在体内的存量非常有限且代谢很快，如果膳食中不加以及时补充，可能在数天或数周内就会出现相应的维生素缺乏症状。所以在现实中，我们通常以"周"为单位进行营养食谱的制定，对营养进行动态的衡量与控制。

（二）能量平衡

组织更新、废物排泄等，都需要消耗能量。人体每时每刻都在消耗能量，因此，就必须不断补充能量来满足生命活动的需要。人类的膳食除了要保持营养平衡外，还要保证能量平衡。所谓能量平衡，是指机体消耗和摄入的能量趋于相等。

人体的能量消耗主要源自以下五个方面。

· 基础代谢的能量消耗。基础代谢是维持人体最基本生命活动所必需的能量消耗，是人体能量消耗的主要部分，占人体能量消耗的 60%~70%。世界卫生组织对基础代谢的定义为：经过 10~12 小时空腹和良好的睡眠、清醒仰卧，恒温条件下（室温保持 22~26℃），无任何身体活动和紧张的思维活动，全身肌肉放松时所需的能量消耗。此时能量仅用于维持体温、心跳、呼吸、各器官组织和细胞功能等最基本的生命活动。中国成年人平均每天的基础能量消耗：男性为 1500 千卡，女性为 1200 千卡。[①]

· 体力活动的能量消耗。体力活动一般分为职业活动、交通活动、家务活动、体育锻炼和休闲活动。体力活动所需能量取决于活动类型、持续的时间和强度，是除基础代谢外消耗能量最多的组成部分，占总能量消耗的 15%~30%。我国把体力活动水平分为三级，分别为轻、中、重体力活动。

· 摄取食物的能量消耗。人体在摄取食物时，需要摄入、消化、转运、储存和排泄等，这些过程都需要消耗能量。这种能量消耗占混合膳食约 10%，高糖膳食约 8%，高蛋白膳食约 15%。

· 生长发育的能量消耗。处于生长发育阶段的婴幼儿、少年儿童一天的能量消耗还应该包括生长发育所需要的能量。1 岁内的婴儿生长最快，生长发育所需要的能量占总能量的 25%~30%，1 岁以后生长发育所需要的能量迅速降低到总能量的 5% 以内。孕妇和乳母也要考虑孕育胎儿和分泌乳汁所消耗的能量。

· 其他因素导致的能量消耗。如精神紧张及应激反应会使人的能量消耗增加，在较高应激状态时，基础代谢可提高 25%；寒冷可使能量消耗增加 2%~5%，高温条件下（30~40℃）能量消耗也会增加；人发烧时基础代谢升高，体温到 39℃时，基础代谢可增加 28%。

参考《中国居民膳食营养素参考摄入量（2013 版）》，成人每天的能量需要量（estimated energy requirment, EER）可根据基础能量消耗（basal energy expenditure, BEE）和体力活动水平，结合参考体重计算获得：

EER= [平均基础能量消耗（BEE$_{平均}$）/ 参考体重（千克）] × 体重（千克）× 成人体力活动水平系数

18 岁以上成人的参考体重及每天 BEE$_{平均}$和 EER$_{参考}$见表 2–5。

成人体力活动水平系数：轻体力活动 1.50，中体力活动 1.75，重体力活动 2.00。

---

① 刘格 . 营养与健康 . 北京：化学工业出版社，2017：78.

例如，某人现年 30 岁，从事轻体力活动，体重 68 千克。根据上述公式，其每天的能量需要量：

$$EER=（1500/66）×68×1.5=2318（千卡）$$

表 2-5　18 岁以上成人参考体重及每天 BEE$_{平均}$和 EER$_{参考}$　　　　单位：千卡

年龄	体力活动水平	男			女		
		参考体重/千克	BEE$_{平均}$	EER$_{参考}$	体重/千克	BEE$_{平均}$	EER$_{参考}$
18~50 岁	轻	66	1500	2250	56	1200	1800
	中			2625			2100
	重			3000			2400
50~65 岁	轻	65	1400	2100	58	1170	1755
	中			2450			2048
	重			2800			2340
65~80 岁	轻	63	1350	2025	55.5	1120	1680
	中			2363			1960
80 岁以上	轻	60	1300	1950	51	1030	1545
	中			2275			1800

能量不平衡会有损身体健康。长期能量摄入不足，会迫使机体持续动用储存的糖原及脂肪，从而发生营养不良，导致消瘦、贫血、神经衰弱、抵抗力下降等；长期能量摄入过多，会造成人体超重或肥胖，血糖升高，脂肪沉积，肝脂增加，肝功能异常，过度肥胖还会造成肺功能异常，易造成组织缺氧。

（三）保持正常体重

综上所述，平衡膳食的目标要求是：能供给足够的热能来满足生活和工作的需要；能提供足量的优质蛋白质以满足修补机体组织和生长发育的需要；能供给适量的脂肪来保证必需脂肪酸和各种相关功能的需要；能供给各种维生素以保证机体正常的生理功能和健康状态；能供给足够的矿物质以维持机体正常的代谢和功能；能供给适量的膳食纤维来调节肠道系统状态以降低有毒物质的侵害。

那么，我们如何来判断是否达到了平衡膳食的目标要求？相对科学的方法是进行营养检测评估和能量消耗的科学测定。而在日常生活中，我们可以简单地通过体重来监测。

体重是评价人体营养和健康状况的重要指标。营养不良会导致消瘦，营养过剩会导致肥胖，营养正常则体重标准；能量摄入不足会导致体重下降，能量摄取过量会导致体重增加，因此，经常测量体重是监测营养和能量摄入是否平衡的最简单的方法。正常健康人群可以通过监测体重变化来调节膳食。

即问即答：体重过轻或过重会带来什么健康问题？

二、基本原则：平衡膳食

人们的日常膳食由多种食物构成，前面我们介绍了谷物类、豆类、肉类、水产类、蛋类、奶类、蔬菜类、水果类等八大类食物。根据各类食物营养成分的不同，上述八大类食物可分成四组：谷薯类、畜禽鱼蛋奶类、蔬菜水果类、大豆坚果类。

· **谷薯类**。主要提供能量和 B 族维生素。作为中国人的主食，由于食用量相对较大，因此也是蛋白质的主要来源之一。

· **畜禽鱼蛋奶类**。主要功能是提供优质蛋白质，以弥补粮食蛋白的质量缺陷。同时，它们也是许多维生素和矿物质的主要来源。畜禽鱼的脂肪则可提供能量和必需脂肪酸，同时促进脂溶性维生素的吸收。

· **蔬菜水果类**。主要满足机体矿物质和维生素的需要，同时还可提供膳食纤维、果胶和有机酸，促进胃肠蠕动，帮助消化。

· **大豆坚果类**。主要是作为蛋白质、脂肪、维生素和矿物质的补充。大豆富含优质蛋白质和谷类蛋白缺乏的赖氨酸，可弥补谷类蛋白的不足；其脂肪含量为15%~20%，且必需脂肪酸占85%，可弥补动物脂肪摄入的不足。坚果是高能量食物，与大豆一样，也富含矿物质、维生素 E、维生素 B、脂类和多不饱和脂肪酸，为保持每天的营养均衡提供了有益的补充。

所谓平衡膳食，就是要求各类食物在膳食中应占适当比重。《黄帝内经》主张饮食应当以"五谷为养、五果为助、五畜为益、五菜为充"。我国从 1989 年起开始发布《中国居民膳食指南》，为我国居民的平衡膳食提供具体的有针对性的指导。在中国营养学会于 2016 年发布的最新版膳食指南中，对一般人的膳食指南共有六条核心推荐条目，它们是"食物多样，谷类为主；吃动平衡，健康体重；多吃蔬果、奶类、大豆；适量吃鱼、禽、蛋、瘦肉；少盐少油，控糖限酒；杜绝浪费，兴新食尚"。同时指南中还列出了各大类食物每日平均推荐摄入量、运动量和饮水量，如图 2-2 所示。需要注意的是，宝塔标注的"量"仅适用于轻体力活动水平的健康成年人，对其他活动水平的不同人群，各种食物量还需要参照个人具体的能量需求做适当调整。

平衡膳食的思想理念主要包括如下方面。

· **食物多样**。食物多样首先是指食物原料品种要多，指南中建议平均每天应不少于 12 种食物，每周应达到 25 种以上，其中烹调油和花椒、葱花、味精之类的调味品或佐料因数量很少不应计入，馒头、烙饼、面条因为原料相同只能算一种。其次，食物多样还要求每天的食物类别要广泛，平衡膳食宝塔中推荐的五大类食物都要有，如果你每天只吃水果和各种杂粮而不吃其他东西，照样属于偏食。第三，食物多样但

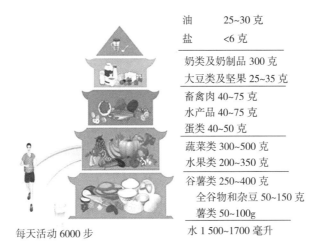

油　　　25~30 克
盐　　　<6 克

奶类及奶制品 300 克
大豆类及坚果 25~35 克

畜禽肉 40~75 克
水产品 40~75 克
蛋类 40~50 克

蔬菜类 300~500 克
水果类 200~350 克

谷薯类 250~400 克
　全谷物和杂豆 50~150 克
　薯类 50~100g

水 1 500~1700 毫升

每天活动 6000 步

图 2-2　中国居民平衡膳食宝塔（2016）

食物的总热量不能变，这就意味着你吃了粗粮，就要减少米饭，你吃了鱼、虾就要减少肉食，如果因为吃的品种多样而增加食物总热量，会导致能量过剩而发胖。

· **植物性食物**为主。在整个膳食结构中，指南提倡以谷类和蔬菜水果类食物为主。从重量上而言，按照 1600~2400 千卡能量需要水平，蔬菜类占膳食总重量的 34%~36%，谷薯类为 26%~28%，水果类占 20%~25%，鱼肉蛋类等蛋白食物占13%~17%。膳食中谷薯类食物提供的能量应占到总能量的一半。这是因为谷薯类食物产热快，方便机体各组织利用，而且代谢的最终产物是二氧化碳和水，不会产生有害副产品。而蔬菜水果和大豆类、坚果等植物性食物，富含维生素、矿物质、蛋白质和脂肪酸等必需营养素，所以是膳食指南鼓励摄入的食物。

· **动物性食物**为辅。膳食指南推荐的膳食结构中，动物性食物比例较小，属于辅助性食物。强调动物性食物摄入适量，一方面是因为动物性食物能够弥补植物蛋白和一些微量营养素的不足，并保障优质蛋白修补机体组织的需要，另一方面是因为动物性食物代谢产生的有机胺类终产物对机体有害，同时脂肪含量较高（特别是畜肉含饱和脂肪酸较高），容易导致心脑血管疾病。

· **少油、盐、糖、酒**。目前我国居民饮食习惯中，食盐、烹调油、脂肪、甜品、酒摄入过多，这是高血压、肥胖、高血糖和心脑血管疾病等慢性病发病率居高不下的重要原因之一。因此提倡养成清淡饮食习惯，成人每天食盐摄入量不超过 6 克，烹调油不超过 25~30 克，糖不超过 50 克，最好控制在 25 克以下，提倡饮用白开水和茶水，不喝或少喝含糖饮料，不吃或少吃甜品，不酗酒，一天的酒精量控制在 25 克以内。

即问即答：要做到上面几条难吗？主要难点是什么？有什么商业模式可以协助解决这些难点问题？

三、基本方法：科学饮食

根据前述平衡膳食的基本理念，我们在饮食中要坚持"新鲜、原味、杂食、适量"的基本原则，在设计家庭或个人的一日三餐饮食时做到：食物的种类多样，数量满足营养要求和能量平衡；选购食材或食物时优选新鲜、营养的；烹饪时最大限度地保持原味或营养不损耗。

（一）按步骤设计食谱

科学的食谱编制是按照膳食指南的要求，根据自己的年龄、性别、工作性质、经济状况和饮食习惯等，结合食物供给的种类、数量和价格，制定出一周或数日内一日三餐的食谱，从而达到合理营养、增进健康的目的。

食谱的制定一般可分为以下五步。

第一步：确定个人情况。根据自己的生活方式和表 2-6 中的成人体力活动水平分级，判断自己的身体活动水平属于轻度、中度，还是重度。

表 2-6 成人体力活动水平分级及系数

体力活动水平分级	职业活动举例	系数
静态——轻体力活动方式	办公室工作、售货员、酒店服务员、教师等	1.50
活泼——中体力活动方式	学生日常活动、机动车驾驶、设备操作等	1.75
剧烈——重体力活动方式	非机械化农业劳动、舞蹈、竞技体育、装卸等	2.00

注：2001 年中国营养学会颁布的建议。

第二步：查找能量需要量。根据自己的性别、年龄和身体活动水平，在表 2-5 中查找自己每天的能量需要量，或根据中国营养学会推荐的个人能量需要量计算公式计算出自己的能量需要量。再根据自己的体重情况及每周锻炼活动量等，对能量需要量进行相应的调整。如体重超标或这周活动量很少，可适当减少这周的每天能量需要量。

第三步：根据能量需要量确定食物的种类和数量。《中国居民膳食指南（2016）》根据不同能量水平推荐的每天膳食摄入种类和数量见表 2-7。需要注意的是，膳食宝塔建议的各类食物摄入量是平均值，每日膳食中应尽量包含宝塔中的各类食物，但无须每日严格按照膳食宝塔建议的各类食物的量吃，只要在一段时间如一周内，各类食物摄入量的平均值大致符合膳食宝塔的建议水平即可。

表 2-7 不同能量水平建议的每天食物摄入量　　　　　　　单位：克

食物种类	不同能量摄入水平 / 千卡										
	1000	1200	1400	1600	1800	2000	2200	2400	2600	2800	3000
谷类	85	100	150	200	225	250	275	300	350	375	400
其中：全谷类及杂豆	适量			50~150							
薯类	适量			50~100					125		
蔬菜	200	250	300	300	400	450	450	500	500	500	600
其中：深色蔬菜	占所有蔬菜的 1/2										
水果	150	150	150	200	200	300	300	350	350	400	400
畜禽肉类	15	25	40	40	50	50	75	75	75	100	100
蛋类	20	25	25	40	40	50	50	50	50	50	50
水产品	15	20	40	40	50	50	75	75	75	100	100
乳制品	500	500	350	300	300	300	300	300	300	300	300
大豆	5	15	15	15	15	15	25	25	25	25	25
坚果	–	适量		10	10	10	10	10	10	10	10
烹调油	15~20	20~25		25	25	25	30	30	30	30	35
食盐	<2	<3	<4	<6	<6	<6	<6	<6	<6	<6	<6

　　第四步：按《中国居民膳食指南（2016 科普版）》的建议，选择食物品种（见表 2-8）。在初步确定各类食物的种类和数量后，本着食物多样和同类互换的原则，根据不同季节、食物的可获得性、自己的饮食习惯和经济条件等，确定具体的食物品种，以保证我们的饮食既能获得均衡的营养，又能享受美味佳肴。同类互换就是以粮换粮、以豆换豆、以肉换肉，粗细粮之间、鱼肉与蛋禽之间、大豆与豆制品之间按营养价值相同进行等量代换。如大米与杂粮互换，瘦猪肉与等量的鸡、鸭、鹅、牛、羊肉互换，鱼与虾、蟹等水产品互换。另外，我们还可以根据食物品种、形态、颜色、口味、烹调方式等丰富每天的食谱。如每天的 25 克豆类及豆制品，就可以变换出很多吃法，如今天喝豆浆，明天吃豆腐，或者早上喝豆浆，中午吃素鸡，晚上喝点豆芽汤或用豆腐丝炒芹菜等。如果受当地物产的限制，食物类别不均衡，我们也可以因地制宜地确定食物类别，如在海岛，可用鱼及水产品取代畜禽肉，在某些山区，可用蛋类代替鱼类，用豆类代替乳类、肉类，甚至可用花生、榛子、核桃等坚果代替肉、鱼、奶等动物性食物。

表 2-8　建议每天摄入的主要食物种类数

食物类别	平均每天种类数	每周至少种类数
谷类、薯类、杂豆类	3	5
蔬菜、水果类	4	10
禽、畜、鱼、蛋类	3	5
奶、大豆、坚果类	2	5
合计	12	25

第五步：设计食谱，选择合理的烹调方式。完成上述四步后，就可以根据膳食平衡原则，同时兼顾自己的口味设计营养食谱了。一日平衡膳食确定后，就不必每天计算。只要确定各类食物的基本消费数量后，就可按此类别数量，每天适当调换具体食物即可。

以下是一个食谱示例，见图 2-3。

> 早餐：两片全麦面包加一个煎蛋，一碟什锦小菜，一杯豆浆
> 加餐：一个苹果
> 午餐：二两米饭，洋葱炒牛柳，香干胡萝卜，紫菜汤
> 加餐：一把坚果
> 晚餐：杂豆粥，一个花卷，清蒸鲈鱼，香菇油菜，豆腐乳
> 加餐：一个橘子

图 2-3　食谱示例

在上述食谱中，主食选择了大米、杂豆、麦粉、面粉，粗细粮搭配，既保证了热能的摄入，又富含膳食纤维和 B 族维生素。副食中选择了富含优质蛋白质的鱼、蛋、牛肉、豆浆等豆制品；黄、绿色蔬菜和水果保证了维生素 C 和胡萝卜素等的摄入，坚果、紫菜、香菇、豆制品，也保证了钙、碘、铁等矿物质的摄入量，维持全天营养全面、均衡。

（二）细心挑选食物

在食物的挑选上，谷薯类尽量选择全谷产品，如小米、全麦，多吃薯类食物和杂豆类食物、新鲜玉米等，因为经过精加工后的精米白面，往往把全谷中本来包含的纤维、B 族维生素和各种矿物质的大部分都给破坏掉了，营养成分大减，经常吃会导致营养不良；而薯片、面包等很多加工食品中，常常含有众多人体不需要的添加剂和有毒性的防腐剂、丙烯酰胺（俗称"丙毒"）等物质，常吃也不利于健康。

动物类食品优选新鲜鱼、虾等水产品和禽类，它们的脂肪含量相对较低，水产品中还含有较多的不饱和脂肪酸；吃畜肉尽量选择瘦肉，少吃使用较多盐并在加工过程

中会产生苯并芘、亚硝酸盐等致癌物的烟熏和腌制肉类。蛋类营养价值高，可以每天吃一个，以白煮蛋为最佳。

蔬菜水果尽量选择当季的新鲜蔬菜水果，其中深色蔬菜应占一半。提倡餐餐有蔬菜，天天有水果。注意不要用果汁代替鲜果，同时水果分温热、寒凉、甘平三类，因此各人要根据自己的实际情况来选择水果的种类。温热类的水果有枣、栗、李、橘、杏、龙眼、荔枝、山楂、樱桃、杨梅、菠萝等，偏阳体质的人吃这类水果应适量；寒凉类的水果有菱、茅、梨、香蕉、柿子、白果、柚子、西瓜等，偏阴体质的人进食时要加以控制；甘平类的水果有枇杷、苹果、青梅、橄榄等，各类体质的人均可食用。

乳品、大豆、坚果类食物中，由于乳品基本上都是工业品，从养殖到加工过程中通常都不可避免地会加入一些添加剂，在提供蛋白质和钙的同时，也会带来人体不需要的一些东西，所以需谨慎食用，特别是奶油和黄油，都含有多种饱和脂肪酸、反式脂肪酸，对血管有害，不建议选用；另外，"乳糖不耐受症"的人，不适合喝鲜牛奶；相对而言，原味豆浆和豆腐、豆芽等豆制品更安全一些，可以代替牛奶乳品。坚果选择关键在于坚持原味、多样化和少量。

在烹调油的选择上，尽量选择含较多单不饱和脂肪酸的橄榄油和亚麻油，或经常更换种类，并以含有较多不饱和脂肪酸的植物油为主，尽量少用富含饱和脂肪酸的动物油。由于大多数植物油都是用六号轻汽油（己烷）做溶剂，用油料浸泡、冲洗，然后通过加热蒸发溶剂获得的，因此，通常都会有有机溶剂残余；同时当油加热到超过392 华氏度时（大多数市场上的加工油在加热蒸发环节都会达到这一温度），顺式脂肪酸分子会改变形状，变成有毒性的反式脂肪。基于同样的理由，我们应该避免经常食用油炸食品。

选购工业化食品时，要注意看食品标签。食品标签通常标注了食品的生产日期、保质期、配料、质量等级等，可以告诉消费者食品是否新鲜以及它的产品特点、营养信息等。特别要注意食品标签上的"配料表"和"营养成分表"。

"配料表"是按照用料量递减顺序来标注的，即排在首位的一定是含量最高的成分。如图 2-4 中，该产品的主要配料是"生牛乳"。而且，食品标准要求必须标示该产品所用的所有添加剂，所以通过配料表，我们还可以了解该食品使用的辅料和添加剂等信息。

配料
生牛乳、脱盐乳清液、乳糖、1，3-二油酸2-棕榈酸甘油三酯、植物油（葵花籽油、大豆油、椰子油、核桃油）、乳清蛋白粉、脱盐乳清粉、低聚果糖、浓缩乳清蛋白粉、无水奶油、磷脂、维生素A、维生素D、维生素E、维生素K、维生素B_1、维生素B_6、维生素B_{12}、烟酸、叶酸、泛酸、维生素C、生物素、柠檬酸钠、氯化钾、硫酸铜、硫酸镁、焦磷酸铁、硫酸锌、硫酸锰、柠檬酸钙、碘酸钾、亚硒酸钠、胆碱、肌醇、牛磺酸、左旋肉碱、二十二碳六烯酸（DHA）、花生四烯酸（ARA）、叶黄素、核苷酸（5'-胞苷酸二钠、5'-尿苷酸二钠、5'-单磷酸腺苷、5'-鸟苷酸二钠、5'-肌苷酸二钠）、酪蛋白磷酸肽

图 2-4　某奶制品的配料表

按照《食品安全国家标准 预包装食品标签通则》（GB 7718-2011）的规定，所有预包装食品（指经预先定量包装好或装入、灌入容器中，向消费者直接提供的食品），都必须有如图 2-5 所示的"营养成分表"。食品标签中的"营养成分表"必须标注食品所含的"4+1"种核心营养素（即能量、蛋白质、脂肪、碳水化合物、钠）的含量，更重要的是，它还必须标注食品中每项营养素的参考值（NRV%），即告诉消费者通过摄入该种食品，能获得的营养素含量占每日营养素需求的百分数。例如，在图 2-5 中，该食品所含脂肪的营养素参考值为 21%NRV，就意味着我们吃了 100 克该食品后，还需要从其他膳食中摄入 79%NRV 的脂肪，即可满足脂肪营养素参考值的要求。"营养成分表"除必须标注国家强制要求标注的"4+1"营养素含量外，还可以自愿标注食品所包含的其他营养成分，如图 2-5 中的维生素 A 和维生素 B_1。

① 能量和蛋白质、脂肪、碳水化合物、钠 "4+1"属于强制标示内容

④ 标准规定含量可以以 100 克、100 毫升或"每份"作单位

项目	每 100g	NRV%
能量	1823KJ	22%
蛋白质	9.0g	15%
脂肪	12.7g	21%
碳水化合物	70.6mg	24%
钠	204mg	10%
维生素 A	72 µg RE	9%
维生素 B_1	0.09mg	6%

③ 每种营养成分的含量占每日所需营养素参考值（NRV）的百分比要求在营养标签中标明。居民可根据营养素参考值更科学地调节饮食

② 其他的营养成分，如维生素、矿物质，可自主选择是否标示

图 2-5　营养成分表示例

资料来源：国家食品安全风险评估中心。

通过关注配料表和营养成分表，就可以理解为什么我们主张选择"新鲜""原味"的食品：因为在绝大多数的包装食品中，含有人体不需要的众多添加剂（如氢化植物油、转化脂肪、人造黄油、人造奶油、植物奶油、麦淇淋、起酥油等，都是难以被人体接受的反式脂肪酸），在很多食品中含有较多的"钠""糖"，以及能量、脂肪、碳水化合物，经常食用往往会使我们因摄入过多能量而导致肥胖或摄入过多盐分而导致高血压。

即问即答： 回顾我们平时的饮食，在食物选择方面容易存在哪些问题？

（三）采用科学烹调方法

膳食原料需要经过烹调，才能制成色、香、味、形俱佳的菜肴。同时，食物的营养价值，既取决于食物原料的营养成分，也取决于加工、储存、烹饪过程中营养成分的保存率，因此，烹饪方法是否科学、合理，也将直接影响食品的质量和营养价值。

"烹"是加热煮。"烹"是把经过洗、切、搭配的生原料，通过加热变成熟食，它的作用在于：消灭细菌和寄生虫；促进营养成分分解，如脂肪分解、纤维组织松散、植物细胞壁破坏，碳水化合物分解成糊精和小分子糖，蛋白变性凝固或溶解在汤中变成胶质蛋白等，便于人体消化吸收；通过蒸、煮、炖、炒、熘、炸、烙、烤等手段，提高色、香、味、形等感观性状，促进食欲。

"调"是调味。"调"的作用主要体现在三个方面：去腥解腻，通过加入盐、葱、姜、蒜、料酒、香辛料，去除牛、羊、鱼的膻腥味和肉类的油腻；增加菜肴的色彩，如红烧肉加糖色、酱、酱油等使其变成棕红色，番茄酱、红腐乳汁使菜肴呈玫瑰红色等；确定菜肴的滋味，菜肴的滋味主要靠调味品，烹调同一原料的食物，加入不同的调味品，就能烹制出不同味道的菜肴，如排骨可以烹制成糖醋排骨、椒盐排骨、红烧排骨、清炖排骨等。

从健康的角度而言，科学烹调的关键点在于在整个过程中如何尽量避免营养素的损失以及人体不需要的毒素的形成。

· 存放。蔬菜最好买新鲜的，存放时间越短越好，而且要避光存放，因为维生素 C 和维生素 B 很容易损失；

· 洗。蔬菜要先洗后切，叶菜类可以先用淘米水洗，利用这种水的胶体性质吸附尘土和有害杂质，然后再用清水冲洗。米不要淘洗多次，以免营养素流失。

· 切。蔬菜切好后要尽量快炒，水果切开或削皮后也要尽快吃，以避免切断面暴露在空气中时间过长，而导致胡萝卜素、维生素 C 等被氧化损失。生熟食品要分别用不同的蒸板和刀具。

• 提倡焯、蒸、煮、炖、炒。为了尽可能少地损失营养，加工过程中尽量做到保持原形、原味，蔬菜可以用沸水短时间焯，而不要在温水中长时间泡，以免损失水溶性维生素；蒸鱼、肉既可保持外形，又不破坏风味，而且清淡爽口，不过蒸时要等水开后再放入；炒要急火快炒，同时不要过早放盐，以减少维生素的损失。

• 少用炸、烤等烹制方式。因为油脂反复高温加热会产生二聚体、三聚体，毒性较强。鱼、肉类食品经熏烤后容易产生对人体有害的强致癌物苯并芘。同时，大部分油炸、烤制食品中，都含有高浓度的丙烯酰胺，长期小剂量摄入会导致末梢神经病。

• 限吃腌渍类食品。腌菜是我国居民常吃的菜，由于其中过多的盐分以及不良的加工方式，可能造成亚硝酸盐等有害物增加，特别是当菜没有腌透时，所以应该限吃。

• 选择性使用调味品。酱油色泽红褐，有独特酱香，滋味鲜美，使用时尽量选用以大豆、小麦、麸皮等为原料，经微生物发酵而成的酿造酱油，酱油中的氨基酸态氮是衡量酱油中氨基酸含量高低的质量指标，其含量越高，质量越好，鲜味越浓。另外，酱油有生抽和老抽之分，老抽是在生抽中加入焦糖，经特殊工艺制成浓色酱油。食醋同样有酿造和配制之分，一般酿造的要好于配制的，烹饪中加醋既可增味，又能防止蔬菜食物中维生素被破坏，或使动物性食物中的钙被醋溶解得多一些，以更利于人体吸收。料酒的主要作用是祛腥膻、解油腻，理论上来说，各种酒都可以作为料酒，不过实践证明，黄酒的效果最佳。食糖多用蔗糖，只能提供能量，而糖精则是一种人工合成的甜味剂，既不能被人体吸收又没有任何营养价值，因此糖要少食用。味精是谷氨酸钠盐，多以麦类粮食为原料提取获得，在中性偏酸时鲜味最强，在强碱条件下会转化成谷氨酸二钠盐，产生臭味，高温下会分解为焦谷氨酸钠，不但没有鲜味还会产生轻微毒性，所以在烹调时应尽量不用或少用味精，而用食物本身的鲜味代替。

即问即答：科学烹调会影响食物的色香味，从而让人失去进食享受吗？

（四）养成良好饮食习惯

饮食习惯是指一个人进餐间隔时间，食物的种类、数量、质量在各餐中的分配情况以及吃水果和吃零食的习惯等。科学的饮食习惯应该使饮食与日常作息时间和生理状况相适应，与消化规律相协调，从而提高食物消化、吸收和利用的程度，使人体感觉舒服、精力充沛、身体健康。

一个人的工作性质和日常作息时间，决定了一天内不同时间段对热能和营养素的需求，例如，重体力劳动者比轻体力劳动者需要摄入更多的能量，晚上工作时间较长的脑力劳动者或习惯于在晚上进行锻炼的人，晚餐也不能少吃。所以根据自己的情况，建立适应生理需要的膳食习惯非常重要。一旦习惯养成，人体就会产生相应的生物条件反射，例如，到了进餐时间，就会感觉饥饿，消化道会分泌消化液做好进餐准备；如果没有良好的习惯，进餐时间不规律、数量不规律（不吃或暴饮暴食），就会造成消化功能紊乱，直到诱发疾病。

饮食习惯因人而异，但都应符合自身的生理和健康需要。

建立科学饮食习惯的基本原则是：进餐时间应该是在饭前不过分饥饿但有正常食欲；所摄取的营养物质能被机体充分消化吸收和利用；能满足机体生理和工作需要，保证健康的生活和工作。

· **进餐间隔时间**。正常成人一日三餐，两餐之间的间隔时间以 4~5 小时为宜，如早餐在上午 7：00 到 8：00 之间，午餐在中午 11：30 到 12：30 之间，晚餐在下午 5：30 到 7：00 之间，晚上 11：00 左右就寝。因为间隔时间太短会缺乏食欲，造成进食后消化液分泌减少，肠胃工作量和负担加重，影响消化功能；间隔时间过长会造成过度饥饿，组织器官营养得不到及时补充，导致精神萎靡、工作和学习效率下降，长期空腹还会导致胃炎和胃溃疡。特别是有些人因早晨时间紧而不吃早餐，会使大脑需要不断地从血液中摄取葡萄糖来维持脑活动能量的需要，从而导致低血糖症。

· **三餐的营养分配**。对于以白天工作和学习为主的人而言，一日三餐的食物摄入量占比建议为 3:4:3。从进食内容而言，早餐应尽可能丰富，碳水化合物、蛋白质、脂肪、维生素、矿物质都要有，因为经过一夜的睡眠，前一天晚上进食的营养已基本耗完，需要通过早餐来得到后续的营养补充，以满足机体的需要。中餐在一日三餐中起着承上启下的作用，既要补充饭前的能量消耗，又要储备饭后工作所需要的能量，因此中餐在全天的热量占比应最多，而且食物的品种和数量也要增加。晚餐后如果活动量小，可以以易消化的谷类、蔬菜类为主，防止因蛋白、脂肪类食物难消化且含热量高，在体内储存造成肥胖。当然，若晚餐后活动量不小且工作时间长，也可与中餐一样吃。

· **每餐食物搭配**。"杂食者，美食也；广食者，营养也"，每餐的食物搭配要遵循平衡膳食基本原则和基本理念。具体而言，每餐都要尽量包含四类食物：谷薯类、鱼肉类、豆制品、蔬果菇果类，并以植物类为主，动物类为辅。如早餐主食为馒头、豆包、菜包、肉包、花卷、面包、馄饨等，蛋白质由鸡蛋、豆浆、花生米等作为补充，再配上适量的水果；午餐和晚餐除二两主食外，可辅之以以鱼肉豆类为主和蔬菜类为主的两盘菜外加一碗营养丰富的汤，这样各类营养素基本都能有保证。

· **进餐所费时间**。专家建议正餐进餐时间在 20~30 分钟较为合适，目的是让人

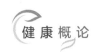

在进食时能够细嚼慢咽。细嚼慢咽可以使唾液分泌增加，唾液里的蛋白质进到胃里可生成一种蛋白膜，对胃起到保护作用；能够促进体内胰岛素和消化液的分泌，有助于消化并调节体内糖的代谢，预防糖尿病等多种消化系统疾病；食物嚼得细，通过食道时顺畅舒适，有益于保护食道和机体吸收营养；细嚼慢咽还可使面部肌肉、口腔、牙齿得到充分运动和锻炼，也有益于品味、享受美食和培养良好的进餐习惯。而进食过快，不仅易引起心律失常，而且往往会因饱食信号滞后造成进食过多而引起肥胖。

• 食量保持八分饱。俗语说，"吃饭少一口，活到九十九""若要身体安，三分饥和寒"。美国科学家曾对 200 只猴子做过 10 年的跟踪实验，发现饱食的 100 只猴子 10 年中死了一半，剩下的患有肥胖、脂肪肝、高血压症的多，七八分饱的猴子只死了 12 只，剩下的大多健康。美国洛杉矶大学的雷·沃尔福德教授从老鼠身上也获得了"饥饿能使青春永驻"的科学证明。总体上看，每餐吃七八分饱，可减轻消化道、心脏负担，并防止因脂肪过剩而带来的一系列问题。当然"轻微饥饿"不是指长期处于半饥饿状态，那样会导致营养不良。

• 水果、坚果做补充。要养成每天吃水果和每周吃 2~3 次坚果的习惯。缺乏蔬菜的早餐可以通过餐后吃水果补充维生素、纤维的不足；两餐之间吃水果，可适时补充水分和维生素，从而有益健康；餐前吃水果有益于减少正餐摄入量从而有助于减肥；正常人每天可进食 1~3 次水果。坚果属于高能量食物，富含矿物质、维生素、脂类和多不饱和脂肪酸，适量食用有助于预防心血管疾病，吃多了容易能量过剩而发胖，每周吃 2~3 次，一次一把即可。

• 尽量不在外面就餐。在外就餐，一方面因为餐饮店油、盐、糖、味精用得较多，另一方面，大家一起轻松吃菜、喝酒、聊天，点得多、吃的时间长，往往容易摄入过多的能量、脂肪、蛋白质、盐和酒精等，长此以往就会影响身体健康。

即问即答：根据上述内容，你觉得要养成良好的饮食习惯难吗？为什么？

（五）改变不良饮食习惯

俗话说"病从口入"。从前面论述中，我们知道，每天的饮食对于健康来说是非常重要的行为之一。在我们提倡有意识地养成良好的饮食习惯的同时，我们也要意识到不良饮食习惯对于健康的影响。

常见的不良饮食习惯包括以下方面。

• 偏食。偏食是指对某一类（或者某一种）食物表现出喜欢或厌恶的不良习惯，偏食人群主要以婴幼儿为主，部分成年人也有不同程度的偏食情况。例如，爱吃咸菜或油炸食物；爱吃鸡蛋或奶制品，一天吃喝很多；爱吃肉不爱吃饭和吃蔬菜；爱喝饮料不愿吃水果等。我们知道，没有任何一种天然食品能包含人体所需的所有营养素，所以单一食物不管吃的量多大，都不能保证机体营养平衡的需要。如果长期偏食，势必因为营养不均衡而导致疾病，影响健康。偏食习惯通常是从小养成的，所以家长应特别注意自幼让孩子多接触一些食物种类，扩大食物范围，并以身作则，不以自己的偏见影响孩子。

· 进食不规律。进食不规律表现为：有时暴饮暴食，有时忍饥挨饿，或经常吃零食导致到饭点没食欲。一日三餐吃的食物，要经胃、小肠的消化才能被吸收，而人每天分泌的消化液是一定的，如成年人每天分泌 1500~2500 毫升胃液、700~2000 毫升胰液、600~700 毫升胆汁、1000~3000 毫升小肠液。如果超过消化限度，就可能破坏胃、肠、胰、胆等脏器的正常功能。饥一顿、饱一顿，日积月累必然使肠胃功能失调，导致胃炎、胃穿孔、胰腺炎、心肌梗死等疾病。

· 经常吃喝含糖食物。含糖饮料是指含糖量超过 5% 以上的饮品，含糖食物是指各类甜品和甜点。普通碳酸饮料如可乐含糖量约为 10%，市场上售卖的果汁含糖量超过 10%，茶饮料为 5%~10%。现在不少年轻人以饮料代替饮水，喜欢甜品和甜点，经常吃喝含糖饮料或食物，一方面由于这些食物热量高容易导致肥胖，另一方面还存在导致糖尿病、肾结石、痛风、骨质疏松和龋齿的风险。

健康小知识

人们为什么喜欢糖、脂肪和盐？

在日常生活中，我们会发现：甜的、咸的和富含脂肪的食物最受欢迎（现在还包括辣的），而大多数人不喜欢单纯的苦味和酸味的食物。对糖的喜爱是天生的，因为它能为人体提供其生存和活动所需要的能量；咸味的作用是提示人们要摄入足量的两种重要矿物质：钠和氯；同样，含脂肪的食物能提供浓缩的能量和所有身体组织所需要的必需营养素。对苦味的厌恶，最初是为了阻止人们在成长过程中摄入含苦味毒素的食物。

所以，对于甜味、咸味和脂肪的喜好与生俱来。在物质已远比远古丰富、商品市场中厂家经常将这些物质加进食物以引诱顾客的情况下，可能会导致人们过量摄入富含糖、盐和脂肪的食物。

· 盲目节食减肥。爱美之心，人皆有之。肥胖不仅难看，而且容易得心脑血管疾病，减肥最好的方法是通过科学的控制饮食和运动消耗。有些人不愿意运动，或者不"肥"也要减，盲目地通过吃减肥药、不吃饭、不吃主食等方法来减肥，最终导致的是各种营养不良性疾病。

· 乱吃滋补品。盲目听信广告对各种滋补品的夸大宣传，错误地认为滋补品可以补救一切营养缺乏，增强身体素质，甚至以药代食。从前面的介绍中可知，人体所需要的各种营养素都可以通过食物获得，而且过量摄入会导致营养过剩或中毒，所以保持营养和健康，最重要的是要做到平衡膳食。滋补品只有当我们没有办法做到平衡饮食或者处于某种特殊状态或有什么特异性疾病时，适当的补充才有助于健康。正常情况下，我们是不需要吃各种滋补品的。

即问即答：人们为什么会有一些不良的饮食习惯？我们可以做些什么来帮助减少这些行为？

思考题

1. 人要保持健康，必须摄入的七大类营养素有哪些？

2. 我们每天活动的能量是从哪里来的？

3. 我们通常会营养过剩还是营养不良？为什么？

4. 人类的食物可分为哪几类？各有什么营养价值？

5. 为什么进餐要对食物进行选择？

6. 我们怎样才能做到既不摄入过多的能量又可以得到充足的营养？

Chapter 3

第三章

运动与健康

学习目的：通过本章的学习，建立对运动的正确认识并能科学开展或指导健身锻炼。

学习目标：理解运动对保持健康的重要性，了解和掌握科学锻炼的基本知识，能够根据自己的实际情况选择和确定适宜的运动项目进行锻炼，并知道为他人设计适宜的运动处方的要点。

由前可知，正常人要保持健康，不仅需要保持营养均衡，还需要保持能量平衡、代谢正常。人体每天摄入能量的唯一途径是饮食，而能量消耗由基础代谢消耗、体力活动消耗以及与食物摄入相关的消耗构成，在这三个消耗中，基础代谢和食物摄入消耗每天变化不大，人类唯一可以自行控制的是体力活动消耗。另外，从遗传学角度，人体本身是为运动而构造的。世界卫生组织指出，身体不活动（缺乏身体活动）是全球第四大死亡风险因素。科学的体育运动和健身活动，有助于预防和减少高血压病、骨质疏松症的发生，促进心理健康，帮助预防和控制不良习惯，科学运动是保持与促进健康的主要措施之一。

在本章中，我们将介绍：
- 运动及其重要性
- 科学运动的原则与方法
- 运动处方及其制定

第一节　运动及其重要性

根据世界卫生组织的定义，身体活动是指由骨骼肌肉产生的需要消耗能量的任何身体动作，包括工作、游戏、家务、出行和休闲娱乐等活动。锻炼是身体活动的一部分，涉及有计划、有组织、反复和有目的的动作，以增进或维持身体素质的一个或多个方面。因此，运动（或健身锻炼）是指在人类发展过程中逐步形成的有意识地提升自身体质的各种身体活动。

即问即答：从运动的定义看，运动与其他身体活动相比，有什么特点？

一、运动中的人体代谢变化

任何体力活动都是以人体肌肉与骨骼的运动为主，以大脑和其他生理系统的运动为辅展开的，即任何体力活动的开展，都必须依靠机体其他生理系统的参与，并为之提供物质、能量和信息。

人体运动时的能量消耗主要有两个用途：一是把体内的能量物质通过肌肉的收缩转化为运动能量；二是把能量物质通过各种途径转变为热能以维持和调节体温。运动时的能量消耗量与运动强度、运动时间、环境因素等密切相关。一般来说，运动强度越大，运动时间越长，所消耗的能量也越大，而且呈现明显的线性关系。

运动对人体是一种生理刺激。在人体开始运动时，首先被调动的是运动系统。随着肌肉的收缩和舒张，手、脚、眼、耳各个器官协调配合，完成动作。然后随着骨骼肌收缩引发能量物质的消耗，氧气需求量增加，通过内分泌系统和神经系统的调节作用，循环系统开始被动员起来，心跳加速，消化系统血管收缩，运动系统及体表血流量增加、血管扩张，汗腺分泌增加。

接下来，呼吸系统也动员起来，呼吸频率加快，呼吸幅度加深，肺泡换气能力显著增大，吸入的氧气和呼出的二氧化碳成倍增加。在呼吸系统和循环系统的共同作用下，氧气和营养物质被源源不断地运输到肌肉，供肌肉收缩和舒张所需。

在神经内分泌系统方面，运动刺激触发神经紧张，引起肾上腺素分泌增加，神经系统反应灵敏，各种器官所采集的外界信息处理速度加快，机体处于敏感状态。为了

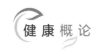

保障运动所需，消化系统的血液供给减少，从而抑制了消化道的运动，使胃肠蠕动减弱变慢。

在人体运动时，各器官系统的变化都是为肌肉乃至全身代谢加速所做的准备和响应。运动使人体产生的热量增加，汗液分泌增加，对氧气、养料、水分、矿物质的需求和利用大幅度增加，同时人体内累积的垃圾也会加速运动，并通过汗腺、泌尿系统、呼吸系统、消化系统顺畅排出，从而促进人体的新陈代谢，增强体内绝大多数器官的活力。

即问即答：从上述运动生理学的描述看，运动对健康有哪些可能的影响？

二、运动对人体健康的影响

在人类进化过程中，我们的祖先每天需要进行很长时间的体力活动（旧石器时代平均每天必须行走 8000~10000 米），来满足他们基本的生存需要。正因为如此，我们的身体天生习惯于体力活动，体力活动对于人体而言就像是一种必需的营养素，如果缺少体力活动，人的身体就会出现功能失调。

但工业革命彻底改变了人类的生存方式，使得人类可以通过各种技术和机器人进行以前必须由人手工完成的工作：我们只要坐在办公桌前或站在柜台后面，就可以完成自己的工作；我们只要在手机或电脑上动动手指，就可以买到每天生活所需要的各种东西；我们很少走路，取而代之的是乘坐汽车、火车、飞机，从一个地方到另一个地方；即使是我们的娱乐活动，很多也是需要久坐的，如读书、看电影和电视、玩电子游戏。生活中对人类每天的体力活动的需求量大幅度下降，这使得我们需要有意识地去加强额外的体力活动或运动，才能满足人体内在体力活动的需要。

体质是人体的质量，是指在遗传性和获得性基础上表现出来的人体形态结构、生理功能和心理因素的综合的、相对稳定的特征。[①] 体质包含身体形态、身体机能、身体素质、心理素质、适应能力五大方面。其中，身体形态是人体生命活动的物质基础，包括反映人体生长发育水平、营养状况和锻炼程度的外在状态的体格，描述人体整体形态结构及组成成分，以及由机体脂肪组织及其在身体中的占比来描述的身体成分；身体机能是指机体新陈代谢水平以及各器官系统的效能，通常用心率、血压、肺活量等来反映；身体素质是指人体的基本活动能力，由人在运动中表现出来的速度、力量、耐力、灵敏及柔韧等方面的机能来反映；心理素质是以生理条件为基础，将外在的刺激内化成稳定的、基本的、内隐的并具有基础、衍生和发展功能的，与人的适应—发展—

---

① 国家体育总局 . 全民健身指南 . 北京：北京体育大学出版社，2019：33.

创造行为密切联系的心理品质；适应能力则是指个体维持自身与其生存的自然环境、社会环境及生理环境间的协调，并最大限度地保持自身健康的能力。研究和实践证明，健身活动可以提高人体的心肺功能和运动能力，保持和改变身体形态，增强心理素质和适应能力，从而达到增强体质，提高人体健康水平的效果。

即问即答：从上述关于体质的定义看，体质与健康之间是怎样的关系？

人体由各个身体系统构成，这些系统在工作过程中会产生各种废弃物，就像我们每天刷牙可以防止牙垢堆积一样，运动可以让我们每天更好地防止因废弃物的累积而造成身体系统不能正常工作现象的发生；同时身体也需要保持各方面的平衡，运动也是能量等平衡的必要手段之一。运动对保持和促进身体健康的影响，主要体现在以下几个方面。

• **提高心肺功能，预防心血管疾病。**心肺功能是影响体质和健康的核心要素之一。我国居民心血管病患病率呈现持续上升趋势，心血管疾病死亡率高居城乡居民总死亡原因之首。有规律的体育锻炼可以粗壮心肌纤维，提高心脏收缩力量，增加心脏容量，提高心肌功能；运动加快加深呼吸，能够保持肺组织弹性，增强呼吸肌的收缩力，扩大胸廓的活动幅度，增强肺组织的通气、换气及吸氧能力，进而改善全身组织的供氧，以延缓全身各器官的衰退进程，并减少呼吸系统疾病的发生；运动可增强血管弹性，促进血液循环，阻止脂肪在动脉中沉淀累积，从而帮助调节血压、改善血脂和减少心脏病发作的危险，有效预防心血管疾病的发生，并促进心血管病患者康复。

• **改善人体形态发育，保持健康体重，强化骨骼、关节和肌肉。**通过运动促进能量消耗，燃烧多余的脂肪，可降低身体脂肪含量，帮助减轻体重或预防肥胖症，同时使身体变得结实和匀称；适度运动可使骨骼肌纤维周围毛细管数量增多，改善骨骼肌内环境，增加骨骼肌中肌糖原、肌球蛋白、肌动蛋白、肌红蛋白含量，不仅提高了骨骼肌收缩能力，还能及时供给骨骼肌能量，使骨骼肌能持续工作；可增大骨骼肌的横断面积，使骨骼肌变大变粗，强壮骨骼肌，保持并提高骨骼肌的收缩力量、弹性和速度；运动能改善各关节的灵活性和韧带的柔韧性，保持及恢复关节的活动幅度，提高关节承受载荷的能力，减少肌肉拉伤，预防和治疗中老年关节性疾病；运动有助于增加骨量和骨密度，改善骨骼结构，促进骨骼生长，有助于青少年生长发育，减缓由于年龄增大引起的骨量丢失；通过增强肌肉力量、肌肉耐力和平衡能力，可预防跌倒，降低骨质疏松性骨折的发生风险；运动还可以促进血液和淋巴循环，消除肿胀和疼痛。

"运动＋饮食控制"减肥与节食减肥的对比分析见表 3-1。

表 3-1　"运动 + 饮食控制"减肥与节食减肥的对比分析

"运动 + 饮食控制"减肥	节食减肥
增加能量消耗	减少能量摄取
短时间内不会有明显效果	短时间内效果明显
减少脂肪，维持或增加肌肉	减少脂肪和肌肉质量
促进健康、增进体能	无法增进体能或健康
积极鼓励	消极限制
提高基础代谢率	降低基础代谢率
改善心理压力、焦虑、沮丧和自尊	无法改善压力、焦虑、沮丧和自尊

资料来源：李采丰，孙超 . 健康体适能评定与运动处方制定阐析 . 北京：科学出版社，2018：174.

· **有效预防和治疗糖尿病**。有规律的体育活动使肌糖原储备增加，葡萄糖的利用增加，为了满足人体需要，葡萄糖的产生也增多，从而使血糖保持在正常水平。因此，有规律的运动可以调节糖代谢，降低血糖，提高靶细胞对胰岛素的敏感性，有效预防和治疗 2 型糖尿病，并延缓并发症的发生和发展。

· **改善神经系统机能**。人的肢体运动是在神经系统的支配下开展的协调运动，大脑支配肢体运动，肢体运动又反过来刺激大脑。在运动过程中，身体会产生更高水平的"去甲肾上腺素"（天然兴奋剂）、"B–内啡肽"（天然止痛剂）、抑制型神经递质（r–氨基丁酸）、脑源性神经营养因子（BDNF）等，改善大脑皮质和神经体液的调节功能，变更神经回路，促进神经系统的生长发育，加快脑细胞的新陈代谢，所以运动可使大脑处于健康活跃状态，提高头脑清晰度，增强平衡性、协调性、反应性，拓宽空间思维，提高记忆力，增强工作耐久力，增加幸福感和人体愉悦感，释放忧虑、消沉和精神压力这些负面情绪，改善睡眠，有效预防抑郁症、脑动脉硬化、老年痴呆症等的发生。

· **提高免疫系统和改善身体抵抗感染的能力**。运动可以通过促进对细胞所需营养的有效运送以及刺激淋巴系统、排泄系统，促进新陈代谢，全面增强全身各器官系统机能，从而提高机体免疫能力和抗病毒能力；运动能促进膈肌较大幅度的升降活动，对胃肠起按摩作用，使胃肠道平滑肌和消化道的括约肌变得强壮有力；运动可使胃肠蠕动力增强，预防和改善胃食道反流症；锻炼使固定肝、胃、脾、肠等内脏器官的韧带得到加强，能有效防治胃肠下垂症；经常锻炼能改善胃肠道的血液循环，促进消化液分泌和脂肪代谢，使胃液、肠液、胰液和胆汁等分泌数量增加，进而促进食欲，增强胃肠的消化与吸收功能，提高肠道的抗病能力和自愈能力。

研究报告：运动与寿命之间的关系

　　研究表明：运动能力强弱是身体素质好坏的体现，运动能力越强，死亡风险越低，预期寿命越长。大规模人群研究发现，休息时间进行的运动锻炼与全因死亡风险和心血管源性死亡风险都有关：每天 15 分钟的运动锻炼可使全因死亡风险降低 14%，每进一步增加 15 分钟的运动量则可进一步降低 4% 的风险（见图 3-1）。

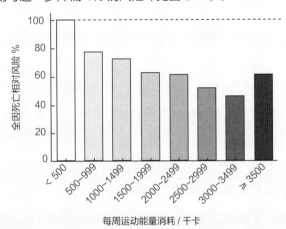

图 3-1　每周运动能量消耗与全因死亡风险的关系

　　资料来源：Wen C P, Wai J P, Tsai M K, et al. Minimum amount of physical activity for reduced mortality and extended life expectancy: A prospective cohort study. The Lancet, 2011, 378(1-7): 1244-1253.

三、对运动健身的错误认识

　　尽管运动对健康有益，但在我国，经常参加运动锻炼的个体仅占人口总数的 30% 左右，而且年龄段呈现两头多、中间少的现象，多数人运动不足。全球的状况相对好一些，根据世界卫生组织 2017 年 2 月 1 日的媒体通报：全球约有 23% 的 18 岁以上成人的身体活动不足；在高收入国家，26% 的男性和 35% 的女性缺乏身体活动。另据世界卫生组织统计，全球有 81% 的 11~17 岁青少年缺乏身体活动，少女比少男更缺乏身体活动。

　　另外，在现实生活中，一方面我们可以看到不少不运动的人群，另一方面我们又可以看到不少运动"达人"，两极分化现象严重。

　　即问即答：你属于哪一类人群？为什么会这样？

　　之所以有不少人不运动，或者过度运动，在很大程度上与我们对运动的认知有关。在对运动与健康的关系方面，存在着不少错误认知，其中比较典型的有以下几种。

（一）没必要健身运动

国人自古提倡修身养性，相较于西方国家而言，更倾向于静养。在这种传统思想的影响下，一些人就认为没有必要运动，还常拿"乌龟不动活千年"说事。但人毕竟不是乌龟，这是两个不同的物种，没有可比性。由于人的基因和身体结构都是为了适应恶劣的环境，从人体结构出发，我们每一个人都需要运动，不管男女老少，运动是健康之本。

世界卫生组织 2013 年在《世界卫生组织简报》关于"为什么我们没能在全世界促进体育锻炼"这一话题中指出：缺乏锻炼（指不能保证所建议的最低限度的体育锻炼，即成人每周 150 分钟的适度有氧运动或 75 分钟的剧烈有氧运动，或者两者结合达到相同水平）是全世界在不良健康方面最常见、最持久的原因之一。[①]

久坐不动会明显增加患心血管疾病、糖尿病、肥胖症的危险，增加直肠癌、高血压、骨质疏松、脂类代谢失调、抑郁和精神性等疾病的发病率。研究表明，各种主要慢性病的发生与体育运动参与程度显著相关，其相关程度大小顺序为：心血管疾病、脑血管疾病、消化道疾病、呼吸系统疾病、神经系统疾病。世界卫生组织认为，身体不活动是造成 21%~25% 的乳腺癌和结肠癌、27% 的糖尿病和 30% 的缺血性心脏病的主要原因。世界卫生组织 2017 年 2 月 1 日发布的媒体通报称，缺乏身体活动是导致心血管疾病、癌症、糖尿病及抑郁症等非传染性疾病的一个主要风险因素。与身体活动充分者相比，缺乏活动者的死亡风险会增加 20%~30%。世界卫生组织估测，缺乏锻炼也是世界第四大死亡风险因素（前三大是高血压、吸烟、高血糖）。

> **研究报告：久坐与全因死亡风险的关系**
>
> 一项对 7744 例未患冠心病的久坐男性人群随访 21 年的数据显示，从他们自述的看电视时间和开车时间来看，开车时间或总的静坐时间的多少都与心血管源性死亡风险呈正相关。与每周开车时间小于 4 小时相比，大于 10 小时者风险增大 82%；与每周总的静坐时间小于 11 小时者相比，大于 23 小时者风险增大 64%。
>
> 一项对 53440 例男性和 69776 例女性无病人群随访 14 年的调查发现，与静坐时间小于 3 小时/天者相比，大于 6 小时/天者全因死亡风险分别增加 34%（女性）和 17%（男性）。如同时考虑活动量，与静坐时间最少和活动时间最多的人群相比，静坐时间每天大于 6 小时和体力活动每周小于 24.5 小时代谢当量（MET）人群的死亡风险增加 94%（女性）和 48%（男性）。更重要的是，无论体力活动水平如何，都不能抵消长时间静坐的影响。

---

① https://www.who.int/bulletin/volumes/91/6/13-120790/zh/.

一项对 17013 例 18~90 岁人群随访 12 年的调查发现（见图 3-2），随着静坐时间的增加，累计生存率明显下降。

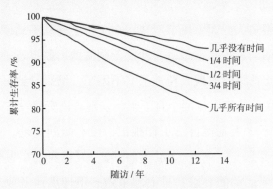

图 3-2　静坐与累计生存率的关系

资料来源：

1. Warren T Y, Barry V, Hooker S P, et al. Sedentary behaviors increase risk of cardiovascular disease mortality in men. Medicine and Science in Sport and Exercise, 2010. 42 (5): 879-885.

2. Patel A V, Bernstein L, Deka A, et al. Leisure time spent sitting in relation to total mortality in a prospective cohort of US. American Journal of Epidemiology, 2010, 172(4): 419-429.

3. Katzmarzyk P T, Church T S, Craig C L, et al. Sitting time and mortality from all causes, cardiovascular Disease, and cancer. Medicine and Science in Sprots and Exercise, 2009, 41(5): 998-1005.

　　具体而言，缺乏运动会更容易使人患上精神类疾病，并带来像后背疼痛、脊椎问题、疲劳、关节炎、骨质疏松、肥胖，以及其他一大堆慢性疾病。我们的身体大约有 700 种不同的肌肉，如果没有体力活动，这些肌肉很快就会颓废而失去它们的力量。当某些肌肉虚弱时，其他肌肉会进行补偿性的工作，长此以往，会对身体带来体力上的伤害。拐杖、助步器和止痛药是医生们经常开出的治疗方案，但真正的问题是人们不活动，就像那些因病卧床的人那样，因为运动不了，他们体内的"垃圾"不能及时得到清理。不能运动的肌肉每天颓废着不断地失去力量，骨头和关节也会变得虚弱、发脆、容易碎裂，心肌收缩力下降，最大摄氧量也随之下降，血液循环量减少，血糖和血脂上升，黏性物质不断积累，心脑血管疾病发生率大增。长期不运动的人精神状态也会相对比较差，精神容易不集中，易消沉、疲劳。

　　当然，任何事物都是一分为二的，要健康长寿，也不是光运动就可以的。我们之所以会有"静养"的说法，是因为人体需要运动的同时，也同样需要休息。事物的发生乃至衰亡都有一定的规律，违背了规律往往事与愿违。运动健身，静养润心，只有遵循自然规律，劳逸结合，动静结合，合理膳食，作息规律，心态良好，才能够健康长寿。

（二）没时间运动

在现代社会中，很多人白天上班节奏快，在工位上一动不动，接个水上个厕所都嫌麻烦；加班到很晚回到家，常常是瘫在沙发上刷微博、刷抖音、看剧，一不小心就到了凌晨 1 点之后；想睡觉时发现来精神了又不困了，结果导致早上又醒不来。"出门靠打车，在家叫外卖"，经常是两个月下来，发现自己竟然没有运动过一次。

正因为如此，有不少人觉得自己工作很忙，没有时间运动。而事实上，"没时间运动"的背后，主要是"不重视运动"在作怪。只要我们在思想上重视，就可以通过各种形式满足每周运动的要求：早上起来做一下伸展运动或来个 5~7 分钟的无氧运动；通过步行上下班的方式增加能量消耗，达到每周 2~3 次，每次 30 分钟及以上的推荐量；每坐 1 小时后起身站立或轻微活动 5 分钟；在工作日早、中、晚的空闲时间进行俯卧撑、靠墙撑、蹲起、开合跳等动作练习，条件允许的情况下，可增加仰卧起坐、两头起等动作练习；下班回到家之后做几个拉伸运动；周末假期多与家人共同进行骑行、爬山等户外活动，或选择球类运动等。只要重视，就一定能抽出时间来运动一下。

运动这件事，是一件越早开始就越早受益的事情。建议先从"简单""轻松"的运动开始。实在工作繁忙缺乏时间，可采用低量、短时间、高强度的间歇性有氧运动锻炼，各种具体运动方法在不少健身 App 中都有，可供需要时学习参考。

（三）身体不好不能运动

也有些人认为，自己患有高血压、糖尿病、肾病、肿瘤之类的疾病，所以不能运动。对于已患有各种疾病的患者而言，尽管运动如同其他治疗手段一样，存在较为严格的适应证、禁忌证，但科学研究表明，除在疾病急性期和一些特殊疾病外，中低强度的运动对于患者而言都是有益的。通过运动锻炼可以使生活习惯、心理素质、精神状态和情绪都得到改善，并提高身体机能和素质，提高抵御疾病和促进疾病康复的能力。

以前医学界认为心脏病患者应该绝对卧床休息，而到了 20 世纪 80 年代，运动锻炼已经被确立为心脏康复的关键措施之一，以运动锻炼为基础的心脏康复的适应范围也不断扩大。运动对各类疾病的干预效果目前已得到了业界的充分肯定，各类有关运动的书籍中大多都列有人体各系统各种常见疾病的康复治疗运动处方。例如，糖尿病患者参与运动锻炼可改善动脉粥样硬化性心血管疾病的危险因素和身心状态，2 型糖尿病患者通过规律运动提高糖耐量、提高胰岛素敏感性、降低糖化血红蛋白值、降低胰岛素需要量；骨质疏松症患者参加承重有氧运动锻炼，可以增强骨密度，预防骨折发生；有氧运动和中等强度的力量训练可以使高血压患者的安静血压降低 7~10 毫米汞柱；轻度慢性阻塞性肺病和得到良好控制的哮喘患者可按健康人群进行运动锻炼，并通过锻炼增强心血管系统的适应能力；冠心病患者可通过运动扩张冠状动脉，改善心肌功能，降低血脂，防止血栓形成和心肌梗死的发生等。运动医学研究者调查发现，在肿瘤患者中，保持乐观情绪、积极参加运动锻炼的患者比不参加运动锻炼的患者，寿命延长 5~10 年，肿瘤消失率显著大于不参加运动锻炼的患者。由此可见，运动对疾病的康复有积极作用，服药病人进行体育运动，可明显提高药物对疾病的治疗作用，提高治病效果。

当然，身体有较严重疾病的人开展运动锻炼时，需要有医务人员的监督和专业指导，最好是在康复护理机构的专业指导下开展，以确保运动安全。

（四）只要运动就能促进健康

运动专家告诉我们，身体只有在你强迫它的时候才会发生变化，也就是说你运动得越多的地方变化也就越大。反之亦然，如果你长时间重复相同的运动，你的身体就只能是某一个（些）部位得到充分的锻炼，而其他的一些部位和肌肉群却得不到充分锻炼。单一的运动，很容易让身体逐渐适应，无论是减脂还是增肌，效果显现都会越来越慢，直至再持续也不见效果。长期只参与单一的项目，对于某些身体素质的发展会有所欠缺，同时对身体的某些部位也会产生较大的负荷，容易产生疲劳，造成运动损伤。另外，单一的运动，也不利于整体塑形。因此，我们不仅要运动，而且应该避免长期单一的运动，而选择多样的运动，并且经常有所变化，从而使全身每个部位都能得到锻炼，进一步提高健身效果。

另外，也不是运动了就可以起到健身的效果。研究证明，只有当每次运动时，能够刺激身体达到表 3-2 所列四条标准中的两条，才能起到提高身体机能和素质的健身作用。[1]

---

[1] 马振国．科学运动健身．大连：大连出版社，2006：45-46．

表 3-2　健身运动最低生理标准

健康人健身运动生理标准	慢性病人健身运动生理标准
· 运动时脉搏达到 100 次 / 分以上（或基础脉搏数值提高 30% 以上），自身感觉到心跳明显加快 · 运动时呼吸达到 26~30 次 / 分以上（或基础呼吸数值提高 30% 以上），自身感觉呼吸急促，但尚能正常说话交谈 · 运动时身体轻度出汗，周身发热，尤其以手脚发热、发红为佳。身体感到轻松或轻微疲劳，精神兴奋、反应敏锐 · 主要承担活动的肢体出现酸、胀、沉重的感觉	· 运动时脉搏达到 90 次 / 分以上（或基础脉搏数值提高 20% 以上），自身感觉到心跳明显加快 · 运动时呼吸达到 20~25 次 / 分以上（或基础呼吸数值提高 20% 以上），自身感觉呼吸急促，但尚能正常说话交谈 · 运动时身体发潮或微出汗，周身发热，身体感到轻松和灵活，精神兴奋，无明显疲劳感觉 · 主要承担活动的肢体，出现酸、胀、沉重的感觉

即问即答：要达到上述四条健身运动生理标准中的两条难吗？

　　进一步的，每一次的运动锻炼，都会产生一次健身作用，但这种健身作用的保留具有时间特性和积累特性。运动后间断的时间过长，其健身作用就会逐渐消失，只有连续持久性的运动锻炼，才能使健身作用发生积累，进而提高身体的健康水平，延长健康作用在体内的存留时间。所以不仅要运动，而且要保持运动的经常性。

研究报告：运动效果的积累效应

　　根据日本池上晴夫的研究，一周运动 1 次，运动效果不蓄积，肌肉酸痛和疲劳每次都发生，运动后 1~3 天身体不适且易发生伤害事故；一周运动 2 次，疼痛和疲劳减轻，效果一点点蓄积，但不显著；一周运动 3 次，基本上是隔日运动，不仅效果可以充分蓄积，也不产生疲劳；如果增加到每周 4 次或 5 次，效果也相应提高，但也增加了运动损伤的可能。

　　美国国家航空和宇航局的科学家证实，肌肉一旦停止锻炼，退化速度很快。一个人 3 周不运动，肌肉的最大力量会损失 1/5。

　　进一步的，运动效应在人体内的存留时间是有限的：停止运动两周，原有的运动能力明显下降；停止运动 4~10 周，已提高的循环、呼吸系统功能下降 50%；停止运动 10 周到 8 个月，健康水平回到运动前的水平。

　　因此，如果待运动效应消失后再进行下一次运动，一切等于重新开始；如果在运动效应消失前进行下一次运动，身体已有的运动刺激发生积累，人体的健康水平会不断提高。

（五）运动越多越好

有人喜欢待健身房，一待就是 2 个小时甚至更多。运动是强身健体、调养身心的好武器，但过量运动却对健康有害无益。

在一般情况下，初次参加健身锻炼的人会感到很兴奋，尤其是当锻炼有成效的时候。但是有一些人对锻炼的狂热程度已经到了危险的地步，产生所谓的"运动成瘾症"。过度锻炼往往会把自己弄得筋疲力尽，不仅影响了正常生活和工作，有时候还会给身体造成损伤。

即问即答：为什么会出现过度锻炼现象？

许多人体实验和动物实验结果已证实，长期高强度运动后，对免疫功能有强烈的负性影响，即运动强度过大，可直接诱导淋巴细胞凋亡，致使机体的免疫功能下降。高强度长时间的激烈运动，也会使肾脏血管收缩、微循环能力下降，肾小球毛细血管压力升高，过滤质量下降，血细胞和蛋白被滤出，产生血尿和蛋白尿，对全身及肾脏本身造成损害。

运动有益健康，但运动时间并非越长越好，过量运动往往会带来伤害。持续过量的运动可能会导致神经官能症，降低人体反应能力、平衡感以及肌肉的弹性，例如大家耳熟能详的"网球肘""半月板磨损"等慢性损伤，甚至"跟腱撕裂"等急性运动损伤，多数都是因为长期运动过量导致慢性损伤逐渐积累，以急性疼痛的形式表现出来。运动过量会打破人体自身的平衡，比不运动的危害更大。

正因为体育活动量和多种健康成果之间确实有量效关系，所以我们必须认识到：对于大多数人而言，锻炼比不锻炼强，即使锻炼很少；而且，最好是能够定期经常性地进行健身运动。因此，为了鼓励人们坚持锻炼，世界卫生组织 2017 年 2 月 1 日发布的媒体通报称，健康专业人士在宣传健康知识时，应强调指出"体育锻炼让生命更有价值"，而不是强调所有人都必须达到"每周参与适度或剧烈体育锻炼 150 分钟的建议最低活动量"目标。

运动可以使人体各器官发生适应性变化，从而增强各器官的功能以提高人体健康水平，同时人体各系统的结构与功能因运动而产生的变化又是可逆的，如果停止运动，各功能系统的健康水平就会逐渐衰减，如果不科学运动，违背运动的生理规律，运动太多，则会对身体产生不良后果。因此，我们需要树立对运动与健康关系的正确认识，既要防止运动缺乏，也要防止运动过量，保证适量运动，推广"不拘形式、不拘场所、动则有益、循序渐进、量力而行"的运动锻炼理念，将健身活动融入家庭生活、出行、休闲和工作中。

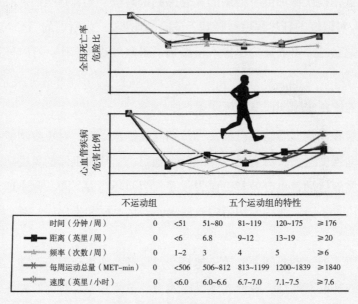

研究报告：运动锻炼的收益呈 U 形曲线

研究表明，运动不是越多越好，运动锻炼的收益呈 U 形曲线，适当的运动方式获益最多。图 3-3 为五个运动组与不运动组的对照。

	不运动组		五个运动组的特性			
时间（分钟／周）	0	<51	51~80	81~119	120~175	≥176
距离（英里／周）	0	<6	6.8	9~12	13~19	≥20
频率（次数／周）	0	1~2	3	4	5	≥6
每周运动总量（MET-min）	0	<506	506~812	813~1199	1200~1839	≥1840
速度（英里／小时）	0	<6.0	6.0~6.6	6.7~7.0	7.1~7.5	≥7.6

图 3-3　五个运动组与不运动组的对照

资料来源：

Lee D C, Pate R R, Lavie C J, et al. Leisure-time running reduces all-cause and cardiovascular mortality risk. Journal of the Amrican College of Cardiology, 2014, 64(5): 472-481.

注：1 英里 ≈ 1.609 千米。

健康小知识

几个有关运动的概念

运动缺乏：是指机体缺乏应激刺激，不运动或很少运动（每周不足 3 次，每次不足 10 分钟，运动心率低于 110 次／分钟）。运动缺乏是慢性非传染性疾病（与生活方式密切相关的慢性病，如高血压、冠心病、脑卒中、高脂血症、肥胖及糖尿病等）的一级危险因素。

运动过量：包含两种情况，一是运动负荷过量，运动强度、密度、时长过量，运动方式不合理等；二是恢复不足，生活作息不规律，营养不足，睡眠不足等。运动过量可能会引发机体免疫功能紊乱、神经官能症、运动性贫血、运动性血尿、运动性哮喘等危险。

适量运动：是指运动者在自身身体状况、运动场地和器材条件、气候等因素基础上，以运动负荷不超过身体承受能力为前提，选择适宜的运动项目开展运动。衡量标准：心率范围在 120~150 次／分钟之间；机体无不良反应；运动疲劳恢复速度快；情绪和饮食良好；睡眠质量高。

第二节 科学运动的原则与方法

运动是涉及体力和技巧的由一套规则或习惯所约束的活动。所谓科学运动，是指在包括运动人体科学、生物学、医学、心理学等科学理论的指导下，根据自身健康情况，开展能够提高自身生理机能、身体素质、调节精神、丰富生活、增进健康的身体活动。

一、运动分类：有氧运动和无氧运动

运动生理学根据运动中的氧气供应情况和能量代谢方式，可分为有氧运动与无氧运动两大类。

有氧运动也叫作有氧代谢运动，是指人体在氧气供应充足的条件下，全身主要肌肉群参与的节律性周期运动。进行有氧运动时，由于可以得到足够的氧气供应，机体主要是以碳水化合物和脂肪的有氧氧化产生的大量能量，供给机体长时间的运动需要。有氧运动的主要供能方式为氧化能系统。有氧代谢系统又称有氧供能系统，有氧代谢运动产生大量的能量，代谢产物中无酸性代谢物质积累，因运动持续的时间相对较长，故又称有氧运动为耐力运动，如步行、慢跑、骑自行车、游泳等。

有氧锻炼法的发明者是美国学者库珀，他作为负责指导美国飞行员、宇航员运动锻炼的一名军医，利用有利条件，花了四年时间研究了 3 万多人的运动数据后，提出了有氧锻炼法和 12 分钟跑。库珀认为，有氧锻炼有以下好处：能提高肺脏的功能；能提高心脏的功能；能增加开放血管的数量并增大其口径，从而充分地把氧送到每个组织；能使肌肉和血管的张力得到改善，使软弱无力的肌肉和血管变得坚韧，有助于降低血压；能增加血流量，使运氧更为顺利；能减肥，使肥胖者变得结实；能提高最大耗氧量，增强整个身体特别是心肺、血管等系统的功能，提高免疫力。[1]

无氧运动是指肌肉在缺氧的状态下高速剧烈的运动，运动生理学认为当人体开展高强度的剧烈运动时，机体的氧气供应相对不足，供能的方式主要是由肌肉中的三磷腺苷（ATP）、磷酸肌酸（CP）的无氧分解和肌糖原的无氧酵解。肌糖原在释放能量的同时，会产生大量的乳酸，而肌肉中乳酸积累，可导致运动能力下降，运动时间缩短。

---

[1] 李采丰，孙超 . 健康体适能评定与运动处方制定阐析 . 北京：科学出版社，2018：43.

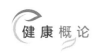

无氧运动持续运动的时间最多在 3~5 分钟，主要由高阻力和爆发性运动组成，如短跑、举重、投掷、跳高、平板支撑、深蹲、俯卧撑、潜水、肌力训练等，所以无氧运动又称力量运动或抗阻力运动。

无氧运动依赖于在负荷状态下相应肌肉的收缩与放松，反复刺激肌肉组织，使其得到充分的血液供应，从而获得更多的氧气和营养物质。因此，无氧运动可增加肌肉重量和力量，提高受体体重比例，有利于塑造良好身材与体形，特别是对骨骼、关节和肌肉的强壮作用更大，不仅可以延缓身体运动功能的丧失，还有助于预防老年人跌倒和骨折造成的伤害。

有氧运动与无氧运动的区分是相对的，有氧运动主要由重复的、低阻力运动组成，无氧运动主要由少量的高阻力运动组成，一些有氧运动中也有不少无氧运动的成分，如足球、棒球、网球、健美操、游泳等，这些有氧运动在进入周期性的爆发性运动阶段时，就进入了无氧运动。对于参加健身运动的人来说，有氧运动是最适宜、最方便、最安全和最受欢迎的运动方式。而在进行有氧运动的同时，适当添加一些无氧练习，如肌肉力量运动和抗阻力运动，可使健身效果更好。

二、常见运动项目的特点

健身活动是通过某项或某些运动项目的开展而进行的，所以要进行科学锻炼，就要对各类运动项目及其特点有所了解。

（一）有氧运动

1. 步行：安全简单的运动

步行（快走）是一种简便易行、安全有效的锻炼方式。早在 1992 年，世界卫生组织就明确提出"步行是世界上最好的运动方式"。心血管专家认为，步行简便易行，相对安全，应成为年老体弱者预防心血管等疾病的首选保健运动项目。一项对 1645 名 65 岁以上老年人的前瞻性研究发现，每周步行 4 小时以上的老年人比每周步行少于 1 小时者，因心血管等疾病导致的住院率减少 69%，病死率减少 73%。

步行使得腿的前后部肌肉得到锻炼和加强，有力摆动双臂则可使腹部、背部、胸部肌肉得到锻炼，并提高血液循环系统和呼吸系统的机能，加快胃肠蠕动，预防便秘。步行冲击力、爆发力不强，属于中低强度的有氧运动，适应人群广泛（特别适合中老年和体弱人群），容易长期坚持。

步行要起到锻炼效果，关键在于步行的速度要比平时快一些，每次持续时间要在30 分钟以上，每周 3 次以上，长期坚持。美国和日本等国建议国民，为了保持健康，每天最好行走 10000 步；我国卫生和健康委员会建议，要保持健康，每天至少行走 6000 步！

2. 跑步：抗衰老运动

跑步由于技术要求简单、无须特殊的场地，也是人们最常采用的健身锻炼方式。

跑步可以增加肺活量，加速心跳，增加心肌收缩力，加大血流量，从而增强心肺功能，提高睡眠质量；可以促进白细胞和热原质的生成，从而帮助消除体内病毒和细菌；增强肌腱、韧带和关节的抗损伤能力；分泌生长激素，延续衰老；释放让人感觉轻松的"内啡呔"，抑制让人紧张的肾上腺素和皮质醇的分泌，从而消除紧张感；可以消耗能量，减少脂肪，锻炼意志。

参加健身跑应注意坚持和循序渐进，既要避免有几天跑有几天不跑导致起不到锻炼效果，又要避免每天跑太长时间导致肌肉损伤和过度疲劳。刚开始时，跑步的速度以没有不舒服为限，跑步的距离以没有吃力感为宜，并可以从"步行 + 慢跑"交替进行开始，逐步过渡到能够连续跑 30 分钟。

3. 骑车：提高心肺功能的运动

自行车最初是作为代步工具出现的，经过 100 多年的发展，越来越多的人把骑行当作了一种健身方式。

一般情况下，骑自行车时，下肢的关节会一直处于运动状态，对于锻炼下肢肌肉有很大好处；有力骑车时会加快呼吸和血液循环，可以锻炼双肺的呼吸功能和增强心脏功能；能量消耗加大，有助于减少脂肪；骑自行车出去，不仅能让自己出一身汗，还可以欣赏沿途的风景，这对释放压力、舒缓紧张的情绪有很好的效果。但骑自行车要把握好时间和强度，时间不能太长，也不要骑得太久，否则容易导致下肢长时间运动，关节周围韧带肌腱出现劳损；为了保持抬头看路的姿势，长时间骑车可能会导致颈肌和腰肌劳损；骑行中上肢长时间受压，且运动量极小，上肢的血循环减少，会造成两手木麻、酸胀无力；骑车时会压迫会阴部，影响局部血液循环，造成不适；等等。同时，骑自行车锻炼身体，也需要坚持，并不是突然骑很长一段距离就能够达到锻炼的效果，只有坚持经常骑行，才能够达到锻炼身体的效果。

为了减轻骑行可能带来的问题，自行车坐垫需要水平安装，或者前端稍稍低一点，尽量不要前端上翘，以减轻对胯下部位的磨损；把车座调整到当脚蹬到最低点时，腿可不费劲地伸直，膝盖可以不用弯曲，但腿稍稍使劲伸直的时候，膝盖可以有微量弯曲，这样在骑行过程中可以让血液通过膝盖；每次骑行 30 分钟或者 45 分钟后，活动一下上肢和上身。

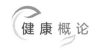
4.游泳：燃烧脂肪的全身运动

游泳，是人在水的浮力作用下产生向上漂浮，凭借浮力使身体在水中有规律运动的活动。游泳是对关节、韧带损伤最小的运动，也是全身出力的有氧运动。

游泳的好处非常多，主要有以下几个方面：① 改善心血管系统，人在游泳的时候，各种器官都要参与，消耗的能量比较多，能够促进血液循环，为器官提供更多的营养物质，同时冷水的刺激通过热量调节作用与新陈代谢也促进血液循环，随着血流速度的加快，心脏的负荷会增强，心脏跳动频率加快，收缩能力增强，血管壁厚度增强，弹性变大。② 提高肺活量，游泳时人的胸部要受到12~15千克的压力，加上水温刺激肌肉紧缩，迫使人用力深呼吸，所以游泳会使人呼吸肌发达、胸围增大，肺活量增加；抵抗力增强，游泳池水温为26~28℃，在水中浸泡散热快、耗能大，神经系统为了平衡冷热会快速做出反应，使人体新陈代谢加快，增强人体对外界的适应能力，抵抗寒冷，所以经常游泳的人，不容易感冒，同时还能增强内分泌功能，使垂体功能增加，提高抵抗力。③ 有助于减肥，很多人游一会就会感到很累，因为水的阻力比较大，而且水的导热性能非常好，散热速度快，耗能多，同时在水中运动，肥胖者的体重有相当一部分被水的浮力承受，关节和骨骼损伤的危险性降低，所以游泳是保持身材最有效的有氧运动之一。④ 强身健体，在水中运动由于减少了地面运动时对骨骼的冲击性，降低了骨骼的老损概率，使关节不易损伤，人在游泳时全身松弛，利用水的浮力俯卧在水中，脊柱充分伸展，促使我们的身体全面协调地发展，肌肉变得线条流畅。⑤ 人体在游泳时，由于水对皮肤、汗腺、脂肪腺的冲刷，起到了很有效的按摩作用，既能促进血液循环，又能使皮肤变得光滑有弹性，对瘫痪病人和残疾人的康复也很有帮助。⑥ 水中运动可以大大减少汗液中盐分对皮肤的刺激。据报道，经常游泳，对于身体瘦弱者和许多慢性病患者，如慢性肠胃病、神经衰弱、习惯性便秘、慢性支气管炎、哮喘等有明显疗效。

游泳可能存在的问题主要是：① 容易患上传染病。由于泳池内人比较多，因此水中也会存在着大量的传染病细菌，免疫力不好的人在水中待的时间过长，很容易受到感染。② 引发抽筋。长时间游泳，会使得肌肉劳累过度而可能出现抽筋，严重者还会出现溺水现象，这也是游泳需要特别注意和防范的。

所以，生病期间、饭前饭后、剧烈运动后、例假期间不宜游泳；不要在不熟悉的天然水域、被污染的水域、恶劣的天气游泳；下水前必须做10~15分钟热身准备活动；游泳持续时间一般应控制在1~2小时；游泳后要及时洗澡、漱口，以免传染疾病；游泳后不要马上进食，以免突然增加胃肠负担，久而久之容易引起胃肠道疾病。

（二）球类运动

球类运动包括双方没有身体接触的运动和双方有身体接触的运动，前者包括乒乓球、羽毛球、排球等，后者包括篮球、足球等。球类运动是以有氧运动为主、无氧运动为辅的运动，具有对抗性和娱乐性，能培养人的灵敏度、速度、力量、耐力和迅速辨识情况的能力；运动中有间歇，属于间歇性运动。球类运动能有效调节大脑皮层的兴奋性和应答过程，协调大脑皮层不同功能神经中枢的联系，提高智力、判断力和反应能力，调节人的心理活动；提高心肺功能，增加双腿和握拍肢体组织的供血量，使其逐渐强壮；发展肌肉的爆发力和耐力，增加肌肉体积，强壮骨骼，锻炼身体的柔韧性、协调性和灵活性。

1. 乒乓球：防近视运动

我们正处在移动互联网时代，各种资讯纷至沓来，人们常常在电视、手机、电脑面前，一待就是几个小时。这些长时间、近距离用眼的结果，只能使我们的眼睛疲惫不堪，患颈椎、腰椎病痛的人与日俱增。

乒乓球运动是一项很好的缓解视疲劳和颈椎、腰椎病痛的运动项目。打乒乓球时，由于球的来往速度快、落点多，为了做出准确的判断和反应，不仅需要眼球处于高速运转中，而且需要大脑快速反应，协调全身各处肌肉做出相应的运动。所以打乒乓球不仅可以促进眼球组织的血液供应和代谢，有效改善视力，而且需要脑力与体力相结合，是一种全身心的运动，对肢体、肌肉、心肺及大脑能起到很好的锻炼作用。

乒乓球运动只要有一张球台即可，场地要求简单；由于大多放在室内，可以不受天气状况影响；乒乓球运动是隔网运动，不太会造成运动损伤；运动量可控，如果你身体素质不好，可以站着不动靠手臂推来挡去打球，如果你身体素质好，可以腾挪抽球；有一定的技巧性，为了把乒乓球打过网，需要各种技能和技巧，乒乓球运动是球类运动中的技巧之王，竞技性高，充满乐趣，对面站着不同的对手，你必须不断调动身体潜能，在竞争中取得先机，战胜对手，特别是实力相当的对垒，更需要全神贯注，你来我往，有助于激发人们运动的兴趣。

当然，进行乒乓球运动时，腕、肘、肩部、腰部用力较大，常易引起手腕关节肌腱牵引过度及肩关节周围的腱鞘炎，其他如膝关节、腰部也会因运动不当而引起损伤。因此要循序渐进，运动量由小到大，并掌握正确的打球方法，避免引起身体损伤。

2. 羽毛球（网球）：有益颈椎的运动

羽毛球运动是一项隔着球网，使用长柄网状球拍击打平口端扎有一圈羽毛的半球状软木的运动，可以分为单打与双打。相较于性质相近的网球运动，羽毛球运动对选

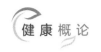

手的体格要求不高，却比较讲究耐力，极适合东方人。

羽毛球运动是一项全身运动。打羽毛球需要在场地上不停地进行脚步移动、跳跃、转体、挥拍，合理地运用各种击球技术和步法将球在场上往返对击，从而可增大上肢、下肢和腰部肌肉的力量，加快锻炼者全身血液循环，增强心血管系统和呼吸系统的功能。据统计，高强度羽毛球运动者的心率可达到每分钟160~180次，中等强度运动者的心率可达到每分钟140~150次，低强度运动者的心率也可达到每分钟100~130次。长期进行羽毛球运动锻炼，可使心跳强而有力，肺活量加大，耐久力提高，同时还可释放压力，促进身心健康。

羽毛球运动适合男女老幼，双方没有身体接触、安全性较好，运动量可根据个人年龄、体质、运动水平和场地环境特点而定。青少年可作为促进生长发育、提高身体机能的有效手段进行锻炼，运动量宜为中等强度，运动时间以40~50分钟为宜。适量的羽毛球运动能促进青少年增长身高，培养青少年自信、勇敢、果断等优良的心理素质。老年人和体弱者可作为保健康复的方法进行锻炼，运动量宜较小，运动时间以20~30分钟为宜，达到出出汗、弯弯腰、舒展关节的目标，从而增强心血管和神经系统的功能，预防和治疗老年心血管和神经系统方面的疾病。儿童可作为活动性游戏方法来进行锻炼，让他们在阳光下奔跑、跳跃，并要求他们能击到球，培养他们不畏困难、不怕吃苦、不甘落后的品质。

羽毛球运动尽管容易上手，但要打好需要有一定的技巧；它也是一项高强度间歇性运动，体能消耗也较大。

网球运动与羽毛球运动有很多相似之处，但相对而言，网球运动对场地的要求较高，适宜运动的网球场相对较少；另外，网球运动对握拍、发球、姿势等的要求也较高，需要有一定的天赋，一般人比较难上手。正因为如此，网球运动也被称为是"贵族运动"或"时尚运动"。

3.篮（足）球：全方位健身运动

篮球运动和足球运动都属于身体接触的球类运动，具有对抗性、集体性、观赏性、趣味性和健身性。

篮球运动和足球运动涵盖了跑、跳（抢）、投（射）等多种身体运动形式，且运动强度较大，从运动所需要的体能来看，几乎涵盖了体能的所有内容，因此能全面、有效、综合地促进身体素质和人体机能的全面发展。

运动时，双方激烈对抗，场上攻守频繁转换，局面变幻莫测，对运动参与者的感知觉、观察力、记忆力、想象力、思维能力和创造力都有较高的要求。同时，这类运动通过对抗性和集体性活动，可提高参与者的运动兴趣，培养参与者勇敢顽强，不断进取，坚韧不拔，胜不骄、败不馁等意志品质，以及热爱集体、团结合作、遵守纪律、敢于竞争、光明磊落、文明礼貌等优良道德品质，有助于提高人的自信心，促进心理健康和提高社会适应力。

由于蓝球运动和足球运动都需要一定的技巧并具有对抗性，因此也需要运动者以良好的身体素质为基础。同时，蓝球运动和足球运动对场地也有一定的要求。

就两者的差异而言，足球场地远大于篮球场地，因此足球运动更注重长距离的跑动，有氧的耐力需要得更多，而篮球运动更多是硬碰硬的肌肉碰撞和短距离的爆发与弹跳，更多是无氧的肌肉力量加上有氧活动。两者虽然都是团队运动，但足球运动更依赖战术配合，而篮球运动则更依赖个人的单打能力。

（三）健美运动

健美运动是一项通过徒手和各种器械，运用专门的动作方式和方法进行锻炼，以发达肌肉、增长体力、改善体形和陶冶情操为目的的运动项目。健美运动可采用各种各样轻重不同的运动器械来进行练习，如杠铃、哑铃等举重器械，单杠、双杠等体操器械，以及弹簧拉力器、滑轮拉力器和各种特制的综合力量练习器械。也可采用各种徒手练习，如各种徒手健美操、俯卧撑等自抗力动作。健美运动除了和一般的运动一样能锻炼身体、增进健康、增强体质外，还特别能够锻炼全身各部位肌肉、改善体形体态、增长力量。

1. 器械运动：塑身与康复训练

器械运动是指人体借助器械而进行的身体活动，包括室内器械运动和室外器械运动。室内器械运动大多是在健身房完成，运动器械科技含量一般较高，能在运动中动态监测身体机能的变化，如跑步机；室外器械运动一般是在社区的健身活动区域进行，运动器械一般比较简单，但空气质量相对较好，器械使用便捷，无须付费，是大众力量训练的较好运动方式。

运动器械种类繁多，根据身体锻炼目标和器械对身体的不同作用分为若干种类，如发展上肢肌肉力量的器械、发展下肢肌肉力量的器械和发展腰腹部肌肉力量的器械，提高柔韧性和灵活性的器械、提高平衡能力和全身协调性的器械等。

器械运动利用器械的重量、杠杆作用、惯性力量和器械的依托来增强肌力，扩大关节运动幅度，提高动作的协调性，有助于塑身和肌肉及力量的康复和训练。器械运动对身体循环系统和呼吸系统的刺激作用较大，能明显地提高心肺功能；多数为力量性运动，能强壮骨骼，发展肌肉力量，增强关节的稳定性，消耗能量较快，有明显的降血糖作用。不过多数器械运动是针对身体局部进行锻炼，所以需要根据健身目的和身体的薄弱环节针对性地选择运动器械，合理运用；适合中青年人，青少年、老年人和体弱者应在专业指导下开展；要做好准备活动和整理放松活动，掌握正确的运动方法，防止发生运动损伤。

2. 徒手练习：简单易行的力量训练

徒手练习是指不用任何器械和工具、以自己的身体为负重所进行的力量训练活动。如发展上肢力量的平板支撑、双臂屈伸、俯卧撑等和发展下肢力量的深蹲跳、跬跳和臀桥（见图3-4），以及发展腹肌力量的卷腹等。

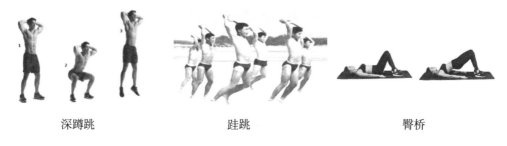

深蹲跳　　　　　　　　　　　跬跳　　　　　　　　　臀桥

图3-4　几种发展下肢力量的徒手练习

相比较器械运动需要有相应的运动器械，徒手训练就相对简单，不需要任何其他的辅助运动器械，只需要宽松的适合运动的服装和运动鞋就可以；徒手健身对场地没有特殊要求，在任何能伸开四肢的地方都可以锻炼；不需要很多时间，闲暇时只要抽出几分钟做徒手运动就可以让自己身心放松，在保护身体健康的同时强健体魄。

徒手训练可以帮助我们提高运动能力，更好地控制自己的身体。透过徒手训练，可以让我们回到"最原始"的状态，重新建立一开始我们就拥有的"运动模式"，能够轻松地做出深蹲，能够负担自己的体重，做出推、拉、蹲、跳、跑等动作。当我们能够做出伏地挺身、深蹲、卷腹、平板支撑等动作时，代表已经有一定的肌力基础，届时再去健身房训练，或"负重"锻炼、"增加动作难度"等，就相对不是问题了。

徒手训练尽管简便易行，但其运动强度有限，对力量的训练和健美塑身效果不如器械运动明显和快速。

（四）健身操和武术

健身操是在音乐的伴奏下融体操、舞蹈、美学为一体，以有氧运动为基础，以健、力、美为特征的体育运动。健身操运动内容丰富、变化多样，有鲜明的节奏感和韵律感，种类繁多。健身操以健身为基础，根据人体解剖学、运动生理学、体育美学等多学科理论进行动作编排，练习内容有针对性和实效性，不仅能使身体各部位的关节、韧带、肌肉得到充分锻炼，使人体匀称和谐地发展，还能配合音乐振奋练习者的精神，自娱自乐，并有效改善和提高身体的协调性。

武术是中国传统的体育项目，其内容是把踢、打、摔、拿、跌、击、劈、刺等动作，按照一定的规律组成徒手的和器械的各种攻防格斗功夫、套路和单势练习。武术运动讲究调息行气和意念活动，对调节内环境的平衡，调养气血，改善人体机能，健体强身十分有益。实践证明，武术运动对外能利关节、强筋骨、壮体魄；对内能理脏腑、通经脉、调精神，使人的身心得到全面锻炼。

健身操和武术的共同运动特点是：都属于中低强度的有氧运动，在运动中可以依据运动节奏和动作的快慢控制运动强度的变化；属于连续性运动，一套健身操或武术套路自开始到结束，中途没有间歇，对耐力有一定的要求；是全身综合性运动，可锻炼身体的柔韧性、协调性和灵活性，培养灵敏、力量、速度和耐力等素质。

这两类运动都需要学习运动技能，掌握动作要领；对人体速度、力量、灵巧、耐力、柔韧等方面的身体素质有一定的要求。

即问即答： 在上述运动项目中，比较适合你的项目是哪些？为什么？

三、科学运动的要求和原则

随着人们对健康的重视和全民健身运动的开展，越来越多的人加入了锻炼的队伍，但也出现了不少运动"达人"，每天进行长时间的运动和锻炼，或者一窝蜂地去参加跑步、登山、越野等。运动有助于提高人们的健康水平，但运动也不是越多越好。

美国运动医学会和美国心脏学会 2007 年发布的体力活动和健康的附加建议如下[1]：

· 所有 18~65 岁的健康成年人至少需要每天 30 分钟、每周 5 天中等强度的有氧运动，或每天 20 分钟、每周 3 天较剧烈的运动。

· 建议结合中等强度和高强度的运动锻炼。

· 30 分钟中等强度有氧运动可分次进行，但每次至少持续 10 分钟或更长时间。

· 每个成年人每周至少 2 天进行维持/增加肌肉力量或肌肉耐力的运动锻炼。

· 由于运动锻炼和健康之间的剂量反应关系，希望改善体质、降低慢性疾病和残疾风险或预防体重增加，可以通过坚持最低限度的运动锻炼而获益。

国家体育总局发布的《全民健身指南》中，建议有体育健身活动习惯的人每周应运动 3~7 天，每天应进行 30~60 分钟的中等强度运动，或 20~25 分钟的高强度运动。每天体育健身活动可集中一次进行，也可分开多次进行，但每次体育健身活动时间应

① 李采丰，孙超. 健康体适能评定与运动处方制定阐析. 北京：科学出版社，2018：32.

持续 10 分钟以上。中国卫生计划委员会在《中国公民健康素养 66 条——基本知识与技能（2015 年版）》第 33 条中建议，成年人每日应当进行 6000~10000 步当量的身体活动，动则有益，贵在坚持。《健康中国行动（2019—2030 年）》倡议：鼓励每周进行 3 次以上、每次 30 分钟以上中等强度，或者累计 150 分钟中等强度或 75 分钟高强度的身体活动，日常生活中要尽量多动，达到每天 6000~10000 步的身体活动量。

世界卫生组织 2010 年制定的《关于身体活动有益健康的全球建议》[①] 中对不同年龄段人群的身体活动〔身体活动包括在日常生活、家庭和社区中的休闲时间活动、交通往来（如步行或骑自行车）、职业活动（如工作）、家务劳动、玩耍、游戏、体育运动或有计划的锻炼等〕的建议如表 3-3 所示。

表 3-3　世界卫生组织对不同年龄段人群的身体活动建议

5~17 岁年龄组	18~64 岁年龄组	65 岁及以上年龄组
（1）应每天累计至少进行 60 分钟中等到高强度的身体活动 （2）大于 60 分钟的身体活动可以提供更多的健康效益 （3）大多数日常身体活动应该是有氧活动。同时，每周至少应进行 3 次高强度的身体活动，包括强壮肌肉和骨骼的活动等	（1）每周至少进行 150 分钟中等强度有氧身体活动，或每周至少进行 75 分钟高强度的有氧身体活动，或中等和高强度两种活动相当量的组合 （2）有氧活动应该每次至少持续 10 分钟 （3）为获得更多的健康效益，成人应增加有氧身体活动量，达到每周 300 分钟中等强度或每周 150 分钟高强度的有氧身体活动，或中等和高强度两种活动相当量的组合 （4）每周至少应有 2 天进行大肌群参与的增强肌肉力量的活动	（1）应每周进行至少 150 分钟中等强度的有氧身体活动，或每周至少进行 75 分钟高强度的有氧身体活动，或中等和高强度两种活动相当量的组合 （2）有氧活动应该每次至少持续 10 分钟 （3）为获得更多的健康效益，该年龄段的成人应增加有氧身体活动量，达到每周 300 分钟中等强度或每周 150 分钟高强度有氧活动，或中等和高强度两种活动相当量的组合 （4）活动能力较差的老年人每周至少应有 3 天进行增强平衡能力和预防跌倒的活动 （5）每周至少应有 2 天进行大肌群参与的增强肌肉力量的活动 （6）由于健康原因不能完成所建议身体活动量的老人，应在能力和条件允许的范围内尽量多活动

即问即答：为什么在上述建议中都提出每次锻炼至少持续 10 分钟？

与此同时，国家体育总局在《全民健身指南》中提出了体育健身活动应遵循的基本原则。[②]

（一）安全性原则

安全性原则是指在体育健身活动过程中，要确保体育活动者不出现或避免发生运动伤害事故，这是参加体育健身活动的首要原则。开始体育健身活动前，应进行身体

① https://www.who.int/dietphysicalactivity/factsheet_recommendations/zh/.

② 国家体育总局. 全民健身指南. 北京：北京体育大学出版社，2019：54，41–42.

检查，全面评价个人身体状况和运动能力，制订适合自己特点的体育健身活动方案。开展健身活动前要做好充分的准备活动，体育健身活动后要做好整理和放松活动。

（二）全面发展原则

全面发展原则是指在体育健身活动中，要使身体各部位都参与运动，使各器官系统的机能水平普遍得到提高，既要提高心肺功能和免疫能力，又要提高肌肉力量、柔韧性等身体素质。因此，要选择全身主要肌群参与的体育健身活动项目，以获得全面发展的效果。

（三）循序渐进原则

循序渐进原则是指科学地、逐步地增加体育健身活动的时间和运动强度。循序渐进原则强调要根据自己对体育健身活动的适应程度，逐渐增加运动负荷，使身体机能和运动能力不断提高，以取得最佳体育健身活动的效果。

（四）个性化原则

个性化原则是指根据每个人的遗传特征、机能特点和运动习惯，制订个性化的运动健身方案。在制订运动健身方案时，要进行必要的医学检查和运动能力测试，以便了解每个人的具体身体状况，使运动健身方案更具个性特征。

（五）经常性原则

除了上述国家体育总局提出的体育锻炼四项原则外，要取得效果，还必须坚持经常性原则。经常性原则是指应坚持长期的、不间断的、持之以恒的体育锻炼。人作为有体机，只有在经常的体育锻炼中才能得到增强，如果"三天打鱼，两天晒网"，没有一定的运动频率和运动强度，就不可能产生理想的锻炼效果；而根据"用进废退"的法则，如果长期不运动，各器官系统的机能就会慢慢减退，体质会逐渐下降。

即问即答：上述五条原则之间存在怎样的关系？

四、运动锻炼的风险及预防

运动可以促进健康，但由于主客观因素的影响，运动个体在进行运动锻炼时也会面临一定的风险，主要包括运动损伤和诱发心脑血管疾病，甚至可能导致猝死。

（一）运动损伤的处理

运动损伤是指在运动过程中及运动之后受机械性和物理性等方面因素影响所产生的、造成人体组织或器官在形态结构上的破坏或功能代谢上的失常。运动损伤的种类很多，各种运动项目对人体各部位的运动伤害各不相同。为避免运动损伤对人体造成的伤害，我们需要了解一些常见的运动损伤的处理方法。

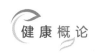

· 擦伤。擦伤即皮肤表皮破损。若擦伤部位较浅，只需要擦碘伏消毒即可；若擦伤创面较脏或有渗血，则应先用生理盐水清创后再擦碘伏。

· 鼻出血。鼻出血即鼻部受外力撞击出血。应让受伤者坐下，头后仰，暂时用口呼吸，鼻孔用纱布塞住，并用冷毛巾敷在前额和鼻梁上，即可止血。

· 肌肉拉伤。肌肉拉伤是指肌纤维撕裂而致的损伤。它主要是由运动过度或热身不足造成的，可根据疼痛程度判断受伤的轻重。一旦出现痛感应立即停止运动，并在痛处敷上冰块或冷毛巾，保持 30 分钟，以使小血管收缩，减少局部充血、水肿，切忌搓揉及热敷。

· 挫伤。挫伤是由于身体局部受到钝器打击而引起的组织损伤。轻度挫伤经冷敷处理后贴伤湿止痛膏，一周后可吸收消失。较重的挫伤可用云南白药加白酒调敷伤处并包扎，隔日换药。

· 扭伤。扭伤多是由于关节部位突然过猛扭转，拧扭了附在关节外面的韧带及肌腱所致，多发生在踝关节、膝关节、腕关节及腰部。不同部位扭伤的治疗方法不同。腰扭伤需要绑腰带、睡较厚的硬板床（腰下可垫一枕头）；关节扭伤，将扭伤部位垫高，先冷敷，两三天后再热敷。

· 脱臼。脱臼是由于直接或间接的暴力作用，使关节面脱离了正常的解剖位置。一旦发生脱臼，应停止活动，不可揉搓脱臼部位，应将相应关节用三角巾托起（若脱臼在肩部）或将伤者抬上担架（若脱臼在髋部），送医院处理。

· 骨折。常见的骨折有两种：一种是皮肤不破、没有伤口、断骨不与外界相通的闭合性骨折；一种是骨头的尖端穿出皮肤、有伤口与外界相通的开放性骨折。发生骨折后，应防止休克、注意保暖、止血并想办法固定肢体，然后送医院处理。

即问即答：你是否发生过运动损伤？你认为造成运动损伤的原因是什么？

（二）运动损伤的预防

运动损伤的本质，是软组织的疲劳以及不平衡的外力。所以想要预防运动损伤，关键在于提高身体软组织的抗疲劳能力，增强身体的协调性，以及选择合适的场地和器械，这样才能够尽可能地避免运动所带来的损伤。面对众多类型的运动损伤，只要做好以下几方面工作，即可避免或减少运动损伤的发生。

· 区别对待，寻求指导。对于不同性别、年龄和不同种类项目的运动参与者，无论健康与否都要区别对待，如果不加区别地开展同样运动量、运动强度和难度的锻炼，身体素质较差的人就会受伤；错误的运动方式也很容易造成损伤，无论开展何种运动，如果有专业人士的指导，都可以最大限度地减少运动损伤。

· 不要在身体不舒服时运动。在生病、过度疲劳或者感觉身体无力时，应尽量避免运动。因为人在虚弱的情况下，肌肉力量、动作的准确性和身体的协调性显著下降，警觉性和注意力减退，受伤的概率会大大增加。肌肉无力时，身体所有负担会落到结缔组织结构上，容易引起关节和韧带拉伤。

· 选择安全的锻炼环境。选择适宜的运动场地，运动器具和设备在使用前应进行严格的安全检查。场地太硬或太滑，器械维护不良或年久失修、安装不牢固或按放位置不当，在过高或过低的气温中、过湿或过暗的环境中运动，都是造成运动损伤的可能原因。

· 注重活动前后的拉伸练习。拉伸练习是有目的地将肌肉和软组织进行拉伸，使其得到充分的放松。活动前的拉伸练习可减轻肌肉和软组织的内部黏性，增加肌肉的弹性，从而防止肌肉的拉伤，并避免造成运动技术的僵硬和变形。运动后的拉伸练习，可放松僵硬疲劳的肌肉，加速肌肉内部代谢产物的排出，减少肌肉酸痛，尽快恢复体能。

· 加强运动中的保护。为避免可能发生的损伤，最好能学习掌握各种自我保护的方法，学会各种滚翻动作以缓冲与地面的撞击，正确使用各种支持带和防护用品，选择适宜的运动服装和鞋帽。

· 加强易伤部位和相对较弱部位的训练。提高身体易伤部位和相对较弱部位的功能，是预防运动损伤的一种积极手段。例如，为了预防腰部损伤，应加强腰腹肌的训练，提高腰腹肌的力量，并增强其协调性和平衡性。

· 运动中如果感到不适或疼痛，需立刻停止运动。运动中如果感觉关节、脊椎、肌肉或韧带轻微疼痛，那么应立刻停止运动，当天就不应该再运动了。不舒适时坚持运动只会加剧损伤。

即问即答：做到上述几条难吗？如果做不到，通常是因为什么？

（三）运动性猝死及预防

所谓运动性猝死，是指运动过程中或运动后 24 小时内发生的非创伤性意外死亡。运动性猝死主要原因是突发心脑血管疾病。一般而言，拥有正常心血管系统的运动个体进行运动锻炼不会引起心血管疾病的发生。据统计，运动性猝死 90% 以上都是心源性猝死，其中心血管疾病占首位，其次是脑血管意外。研究表明，运动性猝死患者高危人群年龄为 30~50 岁，以 40~50 岁为主；运动中或运动后 24 小时内的非创伤性意外死亡的发生率为 0.0025%~0.023%，运动个体进行中等强度运动锻炼引起心脏骤

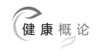

停或心肌梗死的风险远低于不运动而带来的发病危险。[1]

年轻运动个体运动猝死的常见原因是有先天性心血管疾病或遗传缺陷，包括肥厚性心肌病、冠状动脉异常和主动脉狭窄等。当运动不足或以静态化生活方式为主的人群偶然参加不常进行的运动或强度较大的运动时，猝死和发生急性心肌梗死的概率明显增大。中老年人发生运动猝死多是由于普遍患有动脉粥样硬化性心血管疾病，却又参与了较高强度的运动锻炼。

因此，为了防止发生运动猝死，应做好以下几项工作：

参加运动前，应请专业人士做出健康评估。患有先天性心脏病、阻塞性肺部疾病、心肌炎等心血管、肺脏或代谢性疾病的个体，在参加较高强度的运动之前应获得医生的许可。运动个体应定期体检，并学习了解相关疾病的前兆症状，以尽早识别潜在的高危因素。

运动个体应根据自身的运动能力、日常活动水平和当时的身体状况来调整自己的运动计划。保持适当的运动量，不要过大；自感自身状态不好或疲劳时，不要参与激烈运动；当在运动中出现心律不齐、心绞痛、胸闷、胸部压迫感、眩晕、头痛等情况时，应立即停止运动，并采取相应的措施。

运动场所经营机构应确保其工作人员接受过心脏急救等方面的训练，并有专门的急救方案和自动体外除颤仪（AED）之类的急救设备，以保证一旦发生问题，能够及时进行抢救。

第三节　运动处方及其制定

我们知道运动对于保持身体健康十分重要，也了解了科学运动的基本原则，那么如何找到一种适合自己的运动，从而建立一个能够持之以恒的运动习惯呢？制定运动处方就是指导运动个体科学锻炼的有效措施之一。

运动处方是在身体检测的基础上，根据锻炼者的状况和运动目的，按科学健身的原则，以处方形式确定运动锻炼者的运动内容、运动负荷等，来指导运动开展的

---

[1]　李采丰，孙超．健康体适能评定与运动处方制定阐析．北京：科学出版社，2018：34.

方案，是指导人们有目的、有计划和科学地锻炼的一种方法。运动处方的概念最早由美国生理学家卡波维奇在 20 世纪 50 年代提出，于 1969 年被世界卫生组织采用，并逐渐得到国际社会的广泛认可。中国于 20 世纪 80 年代初引入了运动处方的概念和理论，但主要还只是在科研和体育专业院校中应用，在社会上还需要进一步地普及和推广。

一、运动处方的内容

根据运动目的的不同，运动处方可以分为健身运动处方、竞技运动处方和康复治疗运动处方。

· **健身运动处方**。健身运动处方主要面向以增强体质和提高健康水平的健康人群。这类运动处方又可根据年龄不同分为老年人健身运动处方、成年人健身运动处方、青少年健身运动处方、婴幼儿健身运动处方；根据性别不同分为女子健身运动处方和男子健身运动处方；根据工种不同分为公务员健身运动处方、科教人员健身运动处方等。

· **竞技运动处方**。竞技运动处方主要针对从事专项运动的运动员，以为其增强身体素质和提高运动技能水平为目的而制定的运动处方。具体可根据所要发展的身体素质不同，分为力量性运动处方、耐力性运动处方、速度性运动处方、灵敏协调性运动处方、柔韧性运动处方等，或根据与赛事的关系，分为赛前训练处方、赛中训练处方、赛后训练处方等。

· **康复治疗运动处方**。康复治疗运动处方主要用于慢性病患者、残疾人和运动伤员，以辅助治疗疾病、提高康复医疗效果为目的。具体可根据康复治疗所针对的病种分为肥胖症运动处方、高血压运动处方、糖尿病运动处方、冠心病运动处方、软组织损伤运动处方、骨折康复运动处方等。

当然运动处方还可以根据其他维度进行分类，如根据构成体质的要素分为改善身体形态的运动处方、增强身体机能的运动处方、增强身体素质的运动处方；根据锻炼的器官系统分为心血管系统运动处方、呼吸系统运动处方、神经系统运动处方；等等。

一般而言，如表 3-4 所示，一个完整的运动处方除了要明确运动目的和目标外，还应该包括六方面内容：运动种类、运动强度、运动时间、运动频率、运动进度、注意事项。

表 3-4　运动处方示例：超重和肥胖者的运动处方

运动目的	减轻体重及保持体重；减少身体脂肪	
运动目标	每周减重 0.2~1 千克	
运动种类	有氧运动（为主）	力量训练（为辅）
运动强度	中等	中等
运动时间	40~60 分钟（每天 1~2 次，若每天运动 2 次，则每次 20~30 分钟）	1 组重复 10~15 次，负重量以能够舒服地举起为宜，并应进行各种针对主要肌肉群的运动
运动频率	每周 5~7 天	每周 2~3 天
运动进度	运动起始时应强调增加运动时间及运动频率，而非运动强度；运动频率受进度、已减体重及健身者身体机能的影响	
注意事项	• 进行运动健身要与饮食控制相结合，运动增加，饮食不要增加 • 超重和肥胖者发生肌肉骨骼损伤的风险较高，所以非负重运动更合适 • 运动锻炼时可能需要对器械进行调整，如将健身单车的座位改宽等	

（一）运动目的和目标

运动处方是要通过对自身身体机能的评价，利用各种科学合理的身体练习以达到健身的目的。依据年龄、性别、生活习惯、职业、爱好、健康状况的不同，运动个体的运动目的各有侧重。具体而言，运动处方的目的通常是以下某一方面或某几方面：

· 促进生长发育、增进健康、愉悦身心；

· 各类损伤、疾病的预防、治疗和康复；

· 提高身体素质、增强运动技能以提高运动成绩；

· 延年益寿，提高环境适应能力。

而运动目标就是根据运动目的和运动个体自身实际而设立的有时限、相关联、可检验、可测量、可实现的运动结果指标值或结果状态描述。

（二）运动种类

运动种类即依据个人运动目的而选择的适宜运动的项目。通常我们可以根据不同活动方式的运动特征和运动目的进行分类。

一是在国家体育总局发布的《全民健身指南》中，根据不同活动方式的运动特征，可以将体育健身活动者采用的具体健身手段和健身方法分为有氧运动、力量练习、球类运动、中国传统运动方式、牵拉练习五大类。

· 有氧运动。有氧运动包括中等强度运动和高强度运动。中等强度运动主要包括健身走、慢跑（6~8 千米 / 小时）、骑自行车（12~16 千米 / 小时）、登山、爬楼梯、游泳等，高强度运动主要包括跑步（8千米/小时以上）、骑自行车（16千米/小时以上）等。其中，中等强度的有力量练习氧运动是中老年人最安全的运动方式。

· 力量练习。力量练习包括非器械力量练习和器械力量练习。非器械力量练习是指克服自身阻力的力量练习，包括俯卧撑、原地纵跳、仰卧起坐等；器械力量练习是指人体在各种力量练习器械上进行的练习。

· 球类运动。球类运动包括直接身体接触的球类运动和非直接身体接触的球类运动。前者包括篮球运动、足球运动、橄榄球运动、曲棍球运动、冰球运动等，后者包括排球运动、乒乓球运动、羽毛球运动、网球运动等。球类运动都具有一定的专项技术要求，需要良好的身体素质作为基础，可以作为青少年首选的体育活动项目。

· 中国传统运动方式。中国传统运动方式包括武术、健身气功等，具体活动形式包括太极拳（剑）、木兰拳（剑）、武术套路、五禽戏、八段锦等。

· 牵拉练习。牵拉练习包括静力性牵拉练习和动力性牵拉练习。静力性牵拉练习包括正压腿、侧压腿、压肩等，动力性牵拉练习包括正踢腿、侧踢腿、甩腰等。

二是从运动目的出发，我们大致可以在运动处方中将运动种类分为耐力性运动、力量性运动、伸展运动和健身操三类。

· 耐力性运动。耐力性运动项目包括步行、慢跑、上下楼梯、登山、滑行、游泳、骑车、跳绳、打球等，多属于有氧运动。耐力性运动是运动处方中最主要和最基本的运动手段。耐力性运动主要用于心血管系统、呼吸系统、代谢系统、内分泌系统等疾病的预防和辅助康复，平衡协调这几个系统对整个机体的支持作用；在健身运动处方中，耐力性运动是保持全面身心健康，保持理想体重，降低血糖、血压、血脂的有效运动方式。

· 力量性运动。力量性运动包括举重、引体向上、俯卧撑、仰卧起坐、抗阻运动等，多属于以锻炼肌肉为主要目的的运动。在康复治疗运动处方中，主要用于运动系统、神经系统等肌肉、神经麻痹或关节功能障碍的患者，以恢复肌肉力量和肢体活动功能为主；在矫正畸形和预防肌力平衡被破坏所致的慢性疾病的康复中，通过有选择地增强肌肉力量，调整肌力平衡，从而改善躯干和肢体的形态和功能；在健身运动处方中，力量性运动是增强肌肉力量，增加关节牢固度，提高运动动作协调性、反应性的主要内容。

· 伸展运动和健身操。伸展运动和健身操包括太极拳、保健气功、五禽戏、广播体操、矫正体操以及各种静态伸展、动态伸展活动等，多属于拉伸肌肉韧带、加大关节活动范围的练习。广泛运用于健身运动处方以及治疗和预防等各类运动处方中，或者作为前述两类运动的辅助性运动。其主要作用是放松精神、消除疲劳、改善体形和机体柔韧性、防治高血压和神经衰弱等疾病。由于绝大多数伸展运动和健身操动作都比较复杂，兼顾了人体所有的肢体、关节和绝大多数的肌肉，是全面运动的典型，所以长期坚持对人体的保健作用最好，只不过大多需要一定的技巧和学习过程，不易普及。

从上述解释中可以看到，国家体育总局所述的有氧运动和球类运动都属于耐力性运动，只不过把球类运动单独列出了；力量练习对应于力量性运动；中国传统运动方式和牵拉练习对应于伸展运动和健身操。

（三）运动强度

运动强度是指身体运动对人体生理刺激的程度，通常用单位时间内从事运动所消耗能量的大小和单位时间内所做功的大小来衡量，即运动强度 = 运动量 / 运动时间。

运动强度是评价运动效果的重要指标之一，只有适宜的运动强度的健身运动才能达到良好的健身效果。

对于耐力性运动，一般人通常可用最大心率和自觉疲劳程度来度量运动强度。心率是指心脏跳动的频率，通常用心脏每分钟搏动的次数来衡量。心率是心脏跳动的一种物理变化和生理变化过程，它既能反映心脏的功能，又能监测和监控人体运动。我们把人体在运动过程中所能达到的最快心跳频率（达最大运动强度时）的心率称为最大心率。测定最大心率的方法有直接测定法和间接推算法。直接测定法采用递增负荷运动测试。间接推算法通过下列公式估算：正常人群的最大心率（次 / 分）=220－年龄（岁）。健身运动时，达最大心率的 85% 以上为高强度运动；心率控制在 60%~85% 的最大心率范围，相当于中等强度运动；心率控制在 50%~60% 的最大心率范围，相当于低强度运动。或者实测心率达到 140 次 / 分以上时，相当于高强度运动；心率在 100~140 次 / 分范围，相当于中等强度运动；心率低于 100 次 / 分，相当于低强度运动。[①] 通常最大心率的 60%~80% 为运动适宜心率，这一心率既能取得较好的运动效果又能保证运动安全。

自感用力度（rating of perceived exertion, RPE，也称主观体力感觉）是根据运动者自我感觉疲劳程度来衡量相对运动强度的指标。在修订运动处方时，可用来调节运动强度。其具体标准如表 3-5 所示。

---

① 国家体育总局 . 全民健身指南 . 北京：北京体育大学出版社，2019：50-52.

表 3-5　RPE 分级与运动强度的对应关系

RPE 级别	自我感觉	心率、摄氧量储备 /%	最大心率 /%
6	非常非常轻松	<20	<35
7			
8			
9	非常轻松		
10		20~39	35~54
11	尚轻松		
12		40~59	55~69
13	有点吃力		
14			
15	吃力	60~84	70~89
16			
17	非常吃力	约85	约90
18			
19	非常非常吃力		
20		100	100

资料来源：ACSM. ACSM's guidelines for exercise testing and prescription. 6th ed. New York: Lippincott Williams & Wilkins, 2000.

根据国家体育总局在《全民健身指南》中的推荐，体育健身活动强度划分与监测运动强度指标如表 3-6 所示。

表 3-6　健身活动强度划分及其监测指标

运动强度	心率 /（次 / 分）	运动中的呼吸	主观体力感觉级
低强度	<100	平稳，可以正常进行语言交流	11~12 级
中等强度	100~140	比较急促，只能讲短句	13~14 级
高强度	>140	急促，不能用语言交谈	15~16 级

对于力量性运动，其运动强度以局部肌肉反应为准，而不是以心率等指标为准。评定力量性运动强度的指标有负荷强度、持续时间、重复次数及完成组数。力量性运动中的负荷强度是指所抗阻力的重量，一般以千克为单位，常用最大重复负荷（repetition maximun，RM）来表示，即在肌肉力量练习时采用某种负荷所能重复的最多练习次数。如一个人做哑铃负重臂屈伸运动时，其最大负荷为 20 千克，且只能重复一次，那么其 20 千克负重臂屈伸的最大重复负荷就是 1RM；如果 15 千克的负荷他最多能重复 8 次，那么他 15 千克的负重臂屈伸的最大重复负荷就是 8RM；在非器械力量练习中，一个人可完成 8 次俯卧撑，那么其俯卧撑负荷强度为 8RM。力量性练习运动强度与健

身效果之间的关系如表 3-7 所示。

表 3-7　力量性练习运动强度与健身效果之间的关系

运动强度	最大重复负荷	健身效果
低强度	20RM 或以上，每种负荷重量重复 20 次或以上，每个部位重复 2 组，组与组间歇时间 1 分钟	主要用于发展肌肉耐力
中等强度	11~20RM，每种负荷重量的重复次数为 10~20 次，每个部位重复 3 组，组与组间歇时间 1~2 分钟	用于提高肌肉力量、增加肌肉体积
高强度	1~10RM，每种负荷重量的重复次数为 1~10 次，每个部位重复 2~3 组，组与组间歇时间为 2~3 分钟	主要用于提高肌肉最大收缩力量

资料来源：国家体育总局．全民健身指南．北京：北京体育大学出版社，2019：53.

　　而一般有固定套路的伸展运动或健身操，其运动量相对固定，如太极拳的运动强度一般相当于最大心率的 40%~50%。伸展运动或健身操的运动量也可分为小、中、大三档：小运动量是指做四肢个别关节的简单运动、轻松的腹背肌运动等，运动间歇较多，一般为 8~12 节；中等运动量是做数个关节或肢体的联合动作，一般为 14~20 节；大运动量是以四肢及躯干大肌肉群的联合动作为主，可加负荷，有适当间歇，一般在 20 节以上。伸展运动或健身操增加运动强度可通过增加套路的重复次数或动作的幅度、身体姿态的高低等来进行。

（四）运动时间

　　运动时间是指除必要的准备与放松活动外，每次运动持续的时间。运动时间同样直接影响健身活动效果，运动时间过短，提高身体机能效果甚微；而运动时间过长，则容易造成疲劳累积，也不会进一步增加健身效果。在运动处方中，运动的持续时间应与运动强度成反比，即运动持续时间越长，运动强度应越小，反之，运动持续时间越短，运动强度应越大，这样才能保证健身所需的运动量。

　　耐力性运动的运动时间是指每次持续运动的时间。在计算间歇性运动的持续时间时，应扣除间歇时间。从运动生理来说，5 分钟是全身耐力运动所需的最短时间，90 分钟对于坚持正常工作的人是最大限度的运动时间。库珀研究认为，心率达到 150 次 / 分钟以上时，最少持续 5 分钟即可开始收到效果；如果心率在 150 次 / 分钟以下，那就需要 5 分钟以上才会有效果，一般可持续运动 20~60 分钟的范围（美国大学运动医学学会推荐），按运动强度及身体条件决定运动时间，其中达到适宜心率的运动时间应在 15 分钟以上。

　　力量性运动的运动时间主要是指每个练习动作的持续时间，如等长练习中肌肉收缩的维持时间一般认为在 6 秒以上较好，最大负荷练习是在负重屈膝后再维持 5~10 秒，在动力性练习中，完成一次练习所用时间实际上代表运动的速度。

成套的伸展运动和健身操的运动时间一般较固定，如 24 式太极拳的运动时间约为 4 分钟，42 式太极拳的运动时间约为 6 分钟，广播体操的运动时间大多在 8 分钟，8~12 节伸展运动的运动时间约为 12 分钟。不成套的伸展运动和健身操的运动时间差异较大。伸展运动和健身操的总运动时间可由一套或一段伸展运动或健身操的运动时间、伸展运动或健身操的套数或节数来确定。

不论何种运动，不同的运动时间与运动强度的组合都可决定运动量的大小。一般来说，健康成年人宜采用中等强度长时间的运动；体力弱而时间充裕的人可采用低强度长时间的运动；体力好但时间不充裕的人可采用高强度短时间的运动。老年及体力较弱者由低的运动强度开始锻炼，运动量由小到大，增加运动量时，先延长运动时间，再提高运动强度。

（五）运动频率

运动频率是指每周的锻炼次数。运动锻炼所获得的效果遵循生理学"刺激—反应—适应"原理，运动刺激到机体适应是一个由量变到质变的过程，过大或过小的运动频率都难以取得良好的锻炼效果。运动频率过高，锻炼的效果增加并不多，并有增加运动损伤的可能；运动量过低，则达不到运动的效果。根据前面讲到的运动效果累积效应，最低的运动频率应为每周锻炼 2 次，每周锻炼 3~4 次是最适宜的运动频率，小运动量的耐力性运动应每天进行。

具体在运动处方中，耐力性运动的运动频率一般认为每周不应少于 2 次，每周锻炼 3~4 次，即隔一天锻炼一次，这种锻炼的效率最高；小运动量或次日不会疲劳的运动可每日进行。力量性运动的频率一般为每天进行，至少隔日练习一次。伸展运动和健身操的运动的频率一般为每日 1~2 次。

（六）运动进度

运动处方应根据个人的进步程度，逐渐提高运动强度和运动时间。根据一般规律，运动健身训练带来的体能进展可分为三个阶段。

初级阶段：是指刚开始实行定时及有规律的运动的时候。这个阶段由于肌肉还未适应运动，对大部分人而言，适宜采取强度较低、时间较短、频次较少的运动方式，以避免因高强度运动造成过度疲劳或运动损伤。这一阶段以适应运动为主，时间通常为 1~2 个月。

进展阶段：是指参与者经过初级阶段的运动练习后，运动技巧和动作要领已熟练掌握，运动之后已经没有疲劳感或疲劳感轻微的阶段。该阶段可提高运动量和运动强度，一般人的运动强度可达到最大心率的 50% 以上，运动时间可每 2~3 周加长 5~10 分钟。这个阶段是运动者运动机能改善明显的阶段，一般需要 4~5 个月。

保持阶段：是指保持稳定的运动量进行运动的阶段。严格按运动处方进行科学运动的人，经过 6~8 周的运动后，心肺功能会有明显改善，运动后疲劳而愉快，这一阶段就不需要再增加运动强度和运动时间，只要保持目前的运动状况，就可以确保健身效果。如果觉得自己习惯的运动单调乏味，可以考虑调整为运动量相当的其他运动方式，但不能够放弃锻炼。

即问即答：健身运动为什么要分阶段进行？

（七）注意事项

由于运动对人体各方面有显著影响，因此在制定运动处方时，要根据运动者的健康状况以及运动种类，提出有针对性的注意事项，以确保运动安全。

有氧运动处方中，注意事项一般会考虑以下几方面内容：运动的禁忌证，说明如有哪些病情时禁止运动；在运动中应停止运动的指征，说明在运动中出现哪些症状时，应立即停止运动或就医；对运动前的准备活动提出具体要求；对运动量的监控提出具体可操作的要求；明确运动疗法与其他临床治疗之间的配合，如明确冠心病患者随身携带硝酸甘油，高血压患者应规律服药而不擅自停药等。

在力量性运动处方中，同样需要在"注意事项"中明确：器械设备检查事项；练习前的准备活动；运动时要保持的正确身姿和动作要领以及必要的保护措施；运动后的放松、整理活动；提醒运动的生理反应对基础疾病可能的影响等。

伸展运动和健身操运动处方提醒的注意事项一般应包括：如何循序渐进、量力而行；指出某些疾病应慎用或禁用的动作类型；指导运动中应注意的呼吸方式和节奏等。

即问即答：上述运动处方各要素是否都必须包括，缺少其中一条是否可以？

二、运动处方的特点

运动处方与医学中的医药处方有相同之处，也有不同之处。医药处方是医生根据患者的病情结合药物性质，给患者提供相应药物，并叮嘱用药方法、剂量和次数；运动处方是康复医师、运动教练员根据运动参加者的情况，结合其运动目的，选择适宜的运动内容，制定运动量，并指出运动注意事项等。两者的目的不同，医药处方是为了治疗疾病，运动处方是用来提高体质、防止疾病、促进健康或恢复健康；两者的使用范围也不同，医药处方在患者痊愈后即停止使用，而运动处方可以在人的一生中都发挥重要作用。

根据前述的运动处方的内容，运动处方也不同于一般运动员的训练计划，它和真正的医学处方一样，有严谨的构成要件和特点。总结起来，运动处方有以下特点。

（一）目的性强

运动处方以明确的运动目的和目标为中心。运动处方从运动目的出发，从设置适宜的运动目标着手，围绕着目标来制定具体的运动项目、强度、时间、进度等，最终也以目标达成度来评价和衡量运动处方的合理性。设置目标可以激发人的内在力量，引导人的行为向正确的方向前进。

（二）计划性强

运动处方中对于一段时间内的运动安排有详尽的计划，运动种类、运动形式、运动强度、运动时间等方面明确具体，使得运动处方在执行中容易坚持，也有较强的可操作性。

（三）科学性强

运动处方中各项内容的制定，严格遵循临床医学、生物力学、运动科学等学科的科学原理和要求进行，是一个科学的、严谨的过程。正是由于运动处方的制定具有较强的科学性和理论基础，因此才能保证在运动处方指导下进行的运动能在最短时间内取得最大的健身效果。

（四）针对性强

运动处方是根据参加运动的个体的具体情况制定的，全面综合考虑了个人的身体素质、性别、年龄，甚至生活习惯、兴趣爱好等，因此具有很强的针对性和独特性，只适用于运动者本人。

正是因为运动处方具有以上特点，所以运动处方才容易为运动者所接受和执行。同时，按运动处方进行健身，运动效果也会比较显著。

即问即答：运动处方可以自己制定吗？为什么？

三、运动处方的制定和实施

运动处方各要素之间是相互关联的，所以运动处方的制定也不是凭空想象或凭经验估算的，通常要包括以下几个步骤：健康和运动现状评估、运动种类的确定、运动量的确定、运动处方的实施和过程监控、运动处方效果评价和完善。

（一）健康和运动现状评估

健康和运动现状评估包括了解运动者基本健康状况和运动情况、身体系统的临床检查、运动能力测试等方面。

基本健康状况：包括既往病史、家族疾病死亡史，身高、体重，现有疾病的诊断和治疗情况，如果是女性还需要了解月经史和生育史。

运动情况：包括运动者的运动目的及对运动的期望、运动经历、运动爱好和特长，目前的运动状况（是否经常参加锻炼、运动项目、运动量、运动时间、运动后的身体反应等），以及是否发生过运动损伤等。

身体系统的临床检查：主要包括运动系统、心血管系统、呼吸系统、神经系统的检查。运动系统的检查包括肌肉和关节两部分，肌肉检查包括力量评定和耐力评定，关节检查主要是通过影像分析评定关节活动度；心血管系统的检查包括静态检查和动态检查，常用的指标是心率、心音、心界、血压、心电图等；呼吸系统的检查包括肺活量、最大通气量、闭气时间、呼吸气体测定等多方面内容；神经系统的检查包括植物性神经系统的功能检查，视、听、位、味觉及体表感觉神经功能检查、反射功能检查、神经肌肉功能检查等。除此之外，还应进行肝肾功能和代谢功能检查。临床检查的目的是对运动者现在的健康状况做出评价，判明能否进行运动以及是否有潜在疾病或危险因素。健康成年人若只是想进行中低强度的运动，通常无须进行正式的临床检查。

运动能力测试：运动能力是指人体从事体育活动所具备的能力。国家体育总局发布的《全民健身指南》中，列出了单项运动能力和综合运动能力评价方法。[1] 单项运动能力包括有氧运动能力、肌肉力量、柔韧、平衡和反应能力测试，综合运动能力得分 = 有氧运动能力得分 × 8+ 肌肉力量得分 × 4+BMI 得分 × 4+ 柔韧性得分 × 2+ 平衡能力得分 × 1+ 反应能力得分 × 1。其中，得分在 85 分及以上为优秀，75 分及以上为良好，60 分及以上为合格，小于 60 分为较差。如果是健康人群，且健身的主要目的不是为了提高运动能力，则可以不进行运动能力测试。

通过以上几方面的了解，运动指导专业人士就可以对运动参与者按图 3-5 的流程进行健康风险分层，并根据分层结果，指导运动处方的制定。

---

① 国家体育总局 . 全民健身指南 . 北京：北京体育大学出版社，2019：38-40.

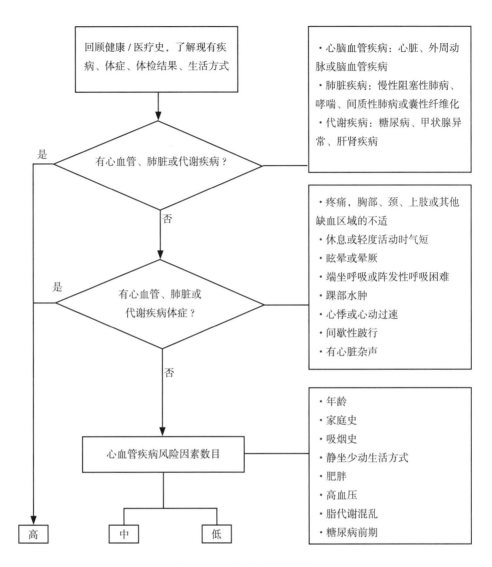

图 3-5 健康风险分层的流程

资料来源：李采丰，孙超．健康体适能评定与运动处方制定阐析．

北京：科学出版社，2018：31.

（二）运动种类的确定

正确选择运动种类直接关系到运动处方的效果，在选择何种运动时要考虑以下几方面因素：锻炼的主要目的；是否获得医学检查的许可；锻炼者个人的运动经历、兴趣爱好及特长；运动的可执行性和锻炼者的可承受性；运动的环境和条件；是否有同伴和指导等。这些都是确定运动种类、制定运动处方的前提，其中必须考虑的是运动目的和医学检查许可这两个因素。

运动参与者参加运动的目的不同，适合的运动项目就不同。国家体育总局发布的《全民健身指南》中，根据运动健身目的推荐的体育活动方式见表 3-8。

表 3-8　根据健身目的推荐的体育活动方式

健身目的	推荐体育活动方式
增强体质，强壮身体	有氧运动、球类运动和中国传统运动方式
提高心肺功能	有氧运动、球类运动等
减控体重	长时间有氧运动
调节心理状态	娱乐性球类运动、中国传统运动方式
增加肌肉力量	器械性和非器械性力量练习
提高柔韧性	各种牵拉练习（健身健美操、瑜伽、太极拳等）
提高平衡能力	中国传统运动方式、球类运动、力量练习
提高反应能力	各种球类运动

选择运动项目还受到运动者所具备的运动条件的限制，所以在确定运动项目前还需要了解参加运动者的生活条件、工作环境、基本经济状况、可利用的运动设施和条件、是否有可能拥有健身和康复指导等。

（三）运动量的确定

运动量是指从事不同运动项目所消耗体内能量的总和，运动量是否适当将直接影响运动锻炼的效果。每周的运动量取决于运动强度、持续时间、运动频率，即：周运动量 = 运动强度 × 运动时间 × 运动频率；以力量和柔韧性为主的运动处方则需要明确重复次数、完成组数及间隔时间。

一般来说，有氧运动强度必须达到本人最大心率的 60%~75%，每次运动持续时间不少于 30 分钟，每周运动次数不少于 3 次，才能较好地达到强身健体的目的。运动时应遵循从小到大、循序渐进的原则，逐渐增强运动量，先有氧运动、后力量和阻力运动。运动时间从短时间如 10 分钟开始，逐渐延长至 30 分钟或更长时间。对于力量性运动，美国运动医学会推荐的运动量是：有主要肌群参与，每次 8~10 组，每组重复 8~10 次，每周至少 2 次。表 3-9 是国家体育总局在《全民健身指南》中提供的不同阶段健身活动运动量建议。表 3-10 是中期健身活动方案举例。

表 3-9　不同阶段健身活动运动量建议

健身阶段	初期	中期	长期
阶段时间	8 周	8 周	长期稳定
运动方式	中等强度有氧运动、球类运动、中国传统运动方式、柔韧性练习，中期开始增加力量练习		
运动强度	55% 最大心率，逐渐增加到 60%	有氧运动强度由 60%~65% 最大心率，逐渐增加到 70%~80% 最大心率；每周可安排一次无氧运动，力量练习采用 20RM 以上负荷，重复 6~8 次	达 60%~80% 最大心率的中等强度运动或达 80% 以上最大心率的高强度运动；力量练习采用 10~20RM，重复 10~15 次；各种牵拉练习
运动时间	每次运动 10~20 分钟，逐渐增加到 30~40 分钟	每次运动 30~50 分钟；如安排无氧运动，每次运动 10~15 分钟；每周 1~2 次力量练习，每次 6~8 种肌肉力量练习，各重复 1~2 组；每次进行 5~10 分钟牵拉练习	每次中等强度运动 30~60 分钟，或高强度无氧运动 15~25 分钟，或两者交替运动；8~10 种肌肉力量练习，各重复 2~3 组；每次进行 5~10 分钟牵拉练习
运动频率	3 天 / 周，逐渐增加到 5 天 / 周	3~5 天 / 周	5~7 天 / 周，高强度运动每周不超过 3 次

表 3-10　中期体育健身活动方案举例

活动内容	星期一	星期二	星期三	星期四	星期五	星期六	星期日
有氧运动	休息	快走 1 千米，慢跑 2 千米，心率 130~140 次 / 分	快走 3 千米，心率 110~120 次 / 分	—	休息	郊游或登山 45 分钟	快走 3 千米或骑车 10 千米，心率 110~120 次 / 分
力量练习		—	—	4 个部位 20~30RM		—	—
牵拉练习		牵拉练习	牵拉练习	牵拉练习		牵拉练习	牵拉练习
基本描述	一般持续 8 周，每周运动 3~5 天，每次 30~40 分钟。其中，有氧运动 2~4 天，力量练习 1~2 天，每次运动时牵拉 5~10 分钟						
自我感受与评价	运动后有舒适感，精神愉悦，体力增强；完成同样强度运动，身体感觉轻松						

资料来源：国家体育总局 . 全民健身指南 . 北京：北京体育大学出版社，2019：60.

这里需特别强调的是，锻炼身体不能是一时兴起，也不应急于求成。日常生活中常可见到以下现象：连续大量运动，缺乏必要的休息；运动量增加过快；患病康复后开始运动过早或运动量过大；缺乏一定的运动基础，一开始就进行高强度运动，等等。这会出现一系列危害机体的症状。这些症状包括：神经系统可能出现睡眠障碍，如失眠多梦、易惊醒等，头疼头晕、心情烦躁、易激怒、记忆力下降；心血管系统方面可能出现心悸心慌、胸闷、气短、心前区不适、心律不齐；消化系统方面可能出现食欲下降、恶心、呕吐、肝区疼痛，严重者还会出现胃肠道功能紊乱等；肌肉骨骼肌系统

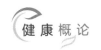

方面常表现为肌肉持续酸痛、压痛、肌肉僵硬、肌肉痉挛等；全身和其他系统方面可能出现全身乏力、体重下降、感冒、腹泻、低热、运动后蛋白尿、运动性血尿、运动性头痛等。

健康小知识

一天中什么时间运动比较合适？

对于一天中什么时间运动最好，这取决于个体的运动习惯、运动环境、自身身体条件以及工作和生活条件。

一般来说，早晨进行健身运动较为合适。第一，早晨空气新鲜、含氧量比较多，杂质和飞虫较少，是一天中环境条件最好的时间，可以吸入更多的氧气。第二，能使人从睡眠状态和安静状态转变为积极的兴奋状态，为一天的劳动、工作和学习在身体机能方面做好准备。第三，早餐前锻炼也更有助于机体的新陈代谢。有的人可能不能清早起床，那么下午3：00—4：00 也是一个适宜的时间，而白天如果有紧张的工作，那么可选择在傍晚5：00—6：00 或晚饭后8：00—9：00 进行。

中午和晚上太晚进行健身运动不太合适，因为经过一天紧张的学习和工作，身体已经有了一些疲劳，应适当休息，尤其是晚上9：00 以后运动会使神经系统兴奋，使身体各个组织器官处于积极工作状态，对睡眠会造成一定的影响，所以最好不要在中午和晚间进行健身运动。

如果由于某种原因，早晨不能进行锻炼或晚上健身已经成为一种习惯，应注意以下问题：晚间运动应选择散步、慢跑、跳舞、健身操、太极拳等运动强度和运动量相对较小的有氧运动为宜；如果进行球类运动，应避免剧烈对抗和过度兴奋，以免影响运动后的恢复和睡眠；运动与睡眠之间要有 0.5~1 个小时的休息时间，可进行一些放松肌肉的活动，再用热水泡泡脚，这些都有助于体力恢复和入睡；晚间运动要注意安全，应在较安全的环境中进行，以免发生意外。

取得运动健身效果的关键是运动量适度，让运动量与身体机能保持动态平衡。适宜的运动负荷让身体产生适当的疲劳，从而使身体发生应答反应，恢复过程中使身体的机能和素质得到提高。运动量过小，不能唤起身体的应答反应，就起不到健身作用；运动量过大，容易发生过度疲劳和运动性损伤。由于运动量对运动效果和安全有直接的影响，因此确定运动量是制定运动处方的重要一环，也是运动处方设计中最困难的部分，需要适当的监测以确定运动量是否适宜。在制定运动量时要考虑的因素包括：运动目的、医学检查结果、个人身体机能状况、运动项目以及运动者的年龄、性别、运动经历等。

（四）运动处方的实施和过程监控

按照运动处方制定的运动项目进行健身锻炼即为运动处方的实施。而任何一次完整的健身活动，都应该包括准备（热身）活动、基本（锻炼）活动和放松（整理）活动三部分。根据国家体育总局在《全民健身指南》中的建议，一次体育健身活动的内容和时间安排如表 3–11 所示。

表 3-11　一次体育健身活动的内容和时间安排

活动构成	主要活动内容	活动时间 / 分钟
准备活动	慢跑，牵拉练习	5~10
基本活动	有氧运动、力量练习、球类活动、中国传统运动方式	30~60
放松活动	行走、牵拉练习	5~10

资料来源：国家体育总局．全民健身指南．北京：北京体育大学出版社，2019：55-56.

准备活动。 准备活动是指主要体育活动开始前的各种身体练习。准备活动的主要作用是预先动员心肺、肌肉等器官的机能潜力，使身体机能由相对安静状态过渡到适宜一定强度的运动状态，以适应即将开始的各种健身活动，获得最佳的运动健身效果，并有效地预防急性和慢性运动伤害。准备活动主要包括两方面内容，一是进行适量的有氧运动，如快走、慢跑等，使身体各器官系统"预热"，提前进入工作状态；二是进行各种牵拉练习，增加关节活动性，提高肌肉、韧带等软组织的弹性，预防肌肉损伤。准备活动的量与强度应低于正式活动，可以先做伸展性体操，依次活动身体各部位关节，再做一些轻松的节律性有氧运动，逐渐增大运动幅度和速度，直到身体发热、微微出汗、呼吸明显增加。

即问即答： 所有的运动项目开始前都要做准备活动吗？

基本活动。 基本活动是指运动处方中明确的健身运动。准备活动后间歇 2~3 分钟即可开展正式健身运动。健身运动可以按运动处方中明确的运动强度、运动时间进行。这一阶段的主要任务是达到和保持适宜的负荷强度，使机体在稳定状态下持续运动，取得促使心血管、呼吸系统和有氧代谢系统等持续高效率工作的效果，从而提高机能适应性，达到健身的目的。

放松活动。 放松活动是指完成主要健身活动后进行的各种身体活动，主要包括行走（或慢跑）等低强度活动和各种牵拉练习。在健身活动后，做一些适度放松活动，有助于消除疲劳，减轻或避免身体出现的一些不舒服症状，使身体各器官系统机能逐渐从激烈的运动状态恢复到相对安静的状态。放松活动的内容和准备活动的内容相似，但安排的顺序要颠倒：先节律性运动放松，再做牵拉放松。

即问即答： 做完运动后马上就去洗澡或吃东西行不行？为什么？

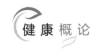

在运动处方的实施阶段，除按运动处方进行运动健身外，还应根据运动过程中和运动后身体的反应情况，来实施运动量适宜度的自我监测。

心率自我检测。通过对运动中和运动后心率的检测，评估运动量是否适宜。可通过穿戴式设备或直接把手放在左胸部测每分钟心跳次数。运动中看心跳是否达到自己的运动适宜心率；运动后 3~5 分钟，最多 10 分钟，一般健康锻炼者心率应恢复正常，如不能及时恢复，说明运动量较大，应予以调整。

主观体力感觉。对于检测个体对运动的耐受性来说，主观体力感觉（RPE）是一个有价值的指标。如表 3-5 所示，不同强度运动的 RPE 分值乘以 10，大约相当于当时的心率值，如 RPE 为 15 时，心率为 150 次 / 分钟。这一规律在年轻人中比较适用，所以当测量心率有困难、心率受药物干扰时，可以参照 RPE 来掌握运动强度。由于在一般情况下，对于运动中出现的不适症状，主观感知要早于客观指标，所以用 RPE 来控制运动强度也有一定的必要性。一般情况下，运动主观体力感觉等级在 12~16 之间是比较合适的。

健康小知识

运动中的饮食

运动与饮食的配合很重要，科学合理的饮食能更好地帮助消除疲劳和恢复体能，提高运动健身效果。

运动前、运动中和运动后的饮食注意点如下：

原则上饱食后 2 小时、60% 饱食后 1 小时、40% 饱食后半小时才能进行运动。晨起低强度锻炼，运动前建议饮水 200 毫升，以清洁肠胃、补充运动所需；若运动量较大，应适量进食（平时饱食量的 1/3）碳水化合物等食物，以满足运动能量消耗，过半小时后运动。

运动中可随时少量多次饮水或运动饮料，若出现饥饿感，可在运动间歇少量进食高碳水化合物食物。

运动后 30 分钟内可通过运动饮料补充糖分以促进肌糖原恢复。若运动后即刻饥饿可少量进食，以松软易消化食品为宜。正常进食应在运动停止 30~60 分钟后进行。

自我感觉与基础指标检查。观察每次运动后的疲劳消除情况。运动量适宜的标志是当日睡眠良好、次日感觉体力充沛、有运动兴趣和欲望。基础指标变化在以下范围之内：血压变化范围在 10 毫米汞柱上下；运动后次日基础心率每分钟波动不超过 3~4 次；体重减少在 0.5 千克以内；呼吸频率每分钟波动不超过 2~3 次。

根据过程监控的结果，可以对运动处方中的运动强度及时进行修正，以保证适宜的运动量，并预防运动损伤。

即问即答：过程监测只是为了防止每次（日）运动量过大吗？

（五）运动处方效果评价和完善

运动者在实施一个或多个运动处方后，一般在6~8周后就可以取得明显效果，此时就需要对运动处方实施效果进行评价，以增强运动者对运动健身的信心、反映运动专业人士的指导水平、验证运动处方的合理性和科学性。

运动处方实施效果是指通过系统的健身运动对运动者身心产生的影响和结果，主要表现在以下几个方面：某项运动技能技术的掌握与巩固；身体素质水平或健康水平的提高；身体形态、机能的改善；适应环境和抵抗疾病能力的增强。

影响运动处方实施效果的因素有很多，主要包括如下方面。

· **遗传因素。**人体的机能和能力与遗传因素密切相关。例如，有氧能力、最大心率的多少取决于遗传，肌纤维的类型和数量也是由遗传因素决定的。因此，在评定运动健身效果时要分析运动者的先天条件。

· **运动的强度、频率和持续时间。**这是构成运动量的三大要素，只有当运动量超过原有水平时才能导致人体产生适应性变化，从而出现超量恢复，呈现运动效果。

· **年龄和性别差异。**年龄和性别对运动效果的影响是显而易见的。对于女性运动者，运动效果不可避免地会受到月经周期、妊娠和分娩等特殊时期的影响；成年人基本上在30岁以后随着年龄的增长，机体代谢能力有下降趋势，主要是自然衰老所致，尽管运动锻炼可以延缓机能的下降速度。

· **饮食和睡眠等生活习惯。**运动只是改善或保持身体健康的一个方面，影响运动效果的因素还包括运动者的饮食和睡眠等的匹配情况。饮食不当或作息不规律，同样会影响运动健身效果。

对运动处方实施效果的评价通常可通过对运动处方实施前后主观评价指标和客观评价指标的变动情况来对运动锻炼效果进行分析。

主观评价指标包括运动者对运动处方实施前后精神状态的变化描述、运动者的运动欲望（是否出现运动"上瘾"以及增加运动持续时间）、食欲（长期锻炼会使机体新陈代谢旺盛，食欲增加）、睡眠及头晕恶心等不良症状的改善等。

健康小知识

超量恢复

运动恢复是指人体进行有负荷的运动后，身体机能能力和能量储备发生暂时的一定程度的下降和减少，在运动结束后，必须经过一段时间才能恢复到运动前的状态和水平。运动疲劳后的恢复有三种类型：单纯恢复、超量恢复、迁延恢复。运动要起到保持和促进健康的效果，就要实现单纯恢复、追求超量恢复、防止迁延恢复。

超量恢复亦称"超量补偿"，是人体健身或锻炼后能量恢复过程中的阶段之一。肌肉或者肌群在适当运动练习之后，会使肌肉产生适度的疲劳，形态功能等方面会出现一定程度的下降。通过适当的休息，可以使肌肉力量和形态功能等方面恢复到运动前的水平，并且在一定时间之内，还可以继续上升并且超过原有水平，这一阶段就是"超量恢复"阶段。随着休息时间的延长，肌肉又逐渐下降到原有的功能和水平。如果下一次练习是在超量恢复（肌功能上升并超过原有水平的一段时间内）阶段进行的，就可以保持超量恢复不会消退，并且能逐步积累练习效果。正因为如此，通过反复的肌力练习就可以使肌肉体积增大，肌肉力量增强。

超量恢复是在运动的休息期来完成的。而超量恢复程度和出现的早晚与运动量密切相关：运动量越大，消耗的物质越多，超量恢复的程度越明显，但出现的时间延迟；相反，运动量越小，消耗的物质越少，超量恢复的效果越不显著，但出现得较早。

超量恢复的概念是由苏联学者雅姆波斯卡娅提出来的，她的研究证明：

（1）在适宜的刺激强度下，运动肌糖原消耗量随刺激强度增大而增加；

（2）在恢复期的一个阶段中，会出现被消耗的物质超过原来数量的恢复阶段，称为超量恢复；

（3）超量恢复的数量与消耗过程有关，在一定范围内，消耗越多，超量恢复效果越明显。

客观评价指标大致可分为身体形态、生理生化和身体机能三个方面。身体形态指标主要通过体重、胸围、腰围、臀围和肢体围度等的变化来反映运动健身的效果；生理生化指标可用心血管功能指标（特别是心率和血压）、呼吸系统指标（肺活量、呼吸频率）、运动系统指标（肌肉力量、关节活动幅度）的变化来评定运动效果；身体机能评定指标则是通过12分钟跑、台阶试验等来测试健身者身体机能的变化。

根据运动处方中的运动目的，选择相对应的主客观指标，通过对运动处方实施前后身体相应指标的对比和分析，肯定运动健身效果，并发现其中存在的不足，以进一步完善运动健身方案。

即问即答：运动健身效果评价指标可否采用运动目标达成度来评价？

思考题

1. 为什么说运动是"人的一种必需营养素"？

2. 为什么说"没时间运动""运动越多越好"都是错误的？

3. 有氧运动和无氧运动有什么区别？

4. 为什么必须遵循科学运动五项原则？

5. 为什么说运动处方提供的是一种科学运动方案？

6. 运动处方由哪几部分内容构成？它们之间有怎样的关系？

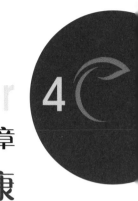

Chapter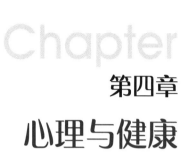

第四章

心理与健康

学习目的：通过本章的学习，懂得心理健康对生理健康的影响，从而能够在开展健康管理或服务时，注意生理与心理双管齐下。

学习目标：知道生理与心理之间的关系，了解常见的心理疾病的症状、危害，知道心理健康服务行业的发展现状，懂得维护和保持心理健康的基本原理与方法。

从第一章我们对健康的定义中可以看到：健康不仅包括生理健康，还包括心理健康。而从对人体系统的描述中，我们可以看到：人的生理系统与心理系统是紧密关联的，两者相互影响、相互作用，不可分割、缺一不可。

在本章中，我们将介绍：

- 身心关系
- 常见心理疾病及其危害
- 心理健康服务供需现状
- 如何保持心理健康

第一节 身心关系

即问即答：你认为人的生理与心理之间是怎样的关系？

不少人认为生理健康和心理健康是两个没有关系的概念。实际上，在现实生活中，心理健康和生理健康是互相联系、互相作用的。心理健康每时每刻都在影响人的生理健康。例如，消极情绪会导致个体的免疫水平下降，癌症、冠心病、消化系统溃疡等疾病是与消极情绪有关的心身疾病，当一个人的心理长期处于抑郁状态时，就会影响人体内激素分泌，使人的抵抗力降低，疾病就会乘虚而入；一个原本身体健康的人，如果老是怀疑自己得了什么疾病，就会整天郁郁寡欢，最后导致真的一病不起。反过来，生理健康对心理健康也有很大的影响。例如，当一个人老是生病、低烧不退，吃药挂针效果也不明显时，就会怀疑自己是否得了什么不治之症，从而担心得吃不下饭、睡不着觉；当一个人进入更年期时，由于生理上的改变，常常容易出现烦躁情绪；慢性疾病患者的抑郁焦虑等心理疾病发病率比普通人群更高。由此可见，心理健康和生理健康之间有着密切联系，不仅心理健康会影响生理健康，而且生理状态对心理健康也有着巨大的影响。正因为如此，为了探寻健康的奥秘，我们不可避免地需要去寻找两者之间的关系。

有关心理因素与躯体生理机能之间关系的研究，被称为心理生物学机制研究。根据现有的研究，心理与生理之间的关系，大致可从神经系统、内分泌系统和免疫系统三方面的中介作用来认识，即[①]：

- 心理社会因素通过神经系统，影响人体全身器官和功能；
- 心理社会因素通过神经系统，影响内分泌系统，从而影响人体全身器官和功能；
- 心理社会因素通过神经系统，影响内分泌系统，进而影响免疫系统，最终影响人体全身器官和功能。

---

① 本部分参考了"姜乾金医学心理学的博客"中关于"心身相关的心理生物学机制"的内容，http://blog.sina.com.cn/s/blog_840a22080102wx84.html。

一、神经中介

心理生物学研究证明，心理社会因素对躯体生理机能的影响，涉及心血管、呼吸、消化、内分泌、代谢、泌尿生殖、血液、骨骼肌系统等全身功能。神经系统在这种联系途径中处于关键的中介位置，其中植物神经系统（又称自主神经系统）的作用更显重要。

（一）植物神经系统的影响

内脏的功能活动在很大程度上受植物神经系统（主要由交感和副交感神经系统构成）的支配和调节，而高级皮层特别是边缘系统，可通过交感和副交感神经系统，与机体的内脏功能和病理生理过程发生联系。

即问即答：当我们感到恐怖或兴奋时，身体会发生什么变化？

如图4-1所示，各种心理刺激经过中枢神经的接受、加工和整合，以边缘系统包括下丘脑为核心，通过交感—肾上腺髓质轴的激活，释放儿茶酚胺，导致中枢神经兴奋性增高，并出现一系列的内脏生理变化，如心率、心肌收缩力和心输出量增加，血压升高，瞳孔扩大，汗腺分泌，血液重新分配，脾脏缩小，皮肤和内脏血流量减少，心、脑和肌肉获得充足的血液，分解代谢加速，糖原分解，血糖升高，脂类分解加强，血液中游离脂肪酸增多等。

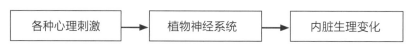

图4-1 心理因素通过神经中介影响生理示意

这些内脏反应的原始生物学意义，是机体"应付急变"时的适应性反应，是机体为应对应激源所提供的机能和能量准备，同时这也是心身相关的重要联系途径。在特定刺激（如预期疼痛）及交感神经兴奋后的反跳情况下，可造成副交感神经活动相对增强，从而使得心率变缓，心输出量和血压下降，血糖降低造成眩晕，胃酸分泌过多形成溃疡等反应，故副交感神经也参与心理病理学的皮层内脏联系。

（二）中枢递质的影响

对心理生物学机制神经中介途径的微观研究，涉及中枢神经调节物质，主要包括神经递质、神经调质和神经激素。

健康小知识

神经递质、神经调质和神经激素

神经递质是神经元之间或神经元与效应器细胞如肌肉细胞、腺体细胞等之间传递信息的化学物质。按照神经递质的生理功能，可把神经递质分为兴奋性递质和抑制性递质，有时同一物质既可以是兴奋性递质也可以是抑制性递质。按照神经递质的分布部位，可分为中枢神经递质和周围神经递质，当然几乎所有的外周神经递质均在中枢存在。

在神经元的信息传递过程中，当一个神经元受到来自环境或其他神经元的信号刺激时，储存在突触前囊泡内的递质可向突触间隙释放，作用于突触后膜相应受体，将递质信号传递给下一个神经元。神经递质主要以"旁分泌"的方式传递信号，因此速度快、准确性高。

在神经元之间进行信息传递的，还有一类神经调制物或称神经调质，它与经典神经递质不同，神经调质并不直接触发所支配细胞的功能效应，只是调节神经递质的作用。神经调质为神经细胞、胶质细胞和其他分泌细胞所释放，对主递质起调节作用，本身并不直接负责跨突触信号传递或引起效应细胞的功能改变；它影响突触后效应细胞对递质的反应性，对递质的效应起调节作用；调质作用缓慢，可以在突触或非突触部位发挥作用，调质在突触前释放，扩散一段距离，最长可达几微米，以"旁分泌"的方式作用于邻近较大范围的细胞，细胞能否产生反应，取决于该细胞上是否有相应的受体。

递质与调质并不存在绝对的界限，有些神经肽既是递质又是调质，如脑啡肽、P 物质，在不同的部位发挥不同的作用。去甲肾上腺素从自主神经末梢释放出来，经过长距离的弥散，影响的神经元比较广泛，可起调质作用。目前认为单胺类、胆碱类、氨基酸为递质，神经肽则多为调质。

神经激素是下丘脑分泌的五种与性行为有关的激素：促卵泡激素释放激素（SFH-RH）、促黄体激素释放激素（LH-RH）、催乳激素释放激素（PRH）、催乳激素释放抑制激素（PIH）和催产素（OX）。这些神经激素主要存在于下丘脑的正中隆起、视前区、弓状核、视上核、旁室核等。它们或是通过垂体门脉系统的血液作用于垂体前叶，或是直接沿神经元轴突，从下丘脑直达垂体后叶分泌到血液中。后三种下丘脑神经激素与雌性动物的生殖行为有关；前两种作用于垂体前叶的下丘脑神经激素，与动物的求偶行为有关。

资料来源：

1. 金国琴，柳春．生物化学．3 版．上海：上海科学技术出版社，2017：237.

2. 蒋文华．神经解剖学．上海：复旦大学出版社，2002：8.

3. 沈政．生理心理学：北京：开明出版社，2012：204.

以下只讨论神经递质的一些心身相关作用。神经递质是经典的化学信使，突触前神经元兴奋时，会迅速释放神经递质，并立即结合到突触后或突触前细胞膜受体上，从而引起兴奋或抑制效应。中枢神经递质可分为三大类，即单胺类（生物胺）、氨基酸类和肽类。单胺类又包括儿茶酚胺、5- 羟色胺、乙酰胆碱和组胺等。

· 多巴胺（DA）。多巴胺是一种用来帮助细胞传送脉冲的化学物质，是大脑中含量最丰富的儿茶酚胺类神经递质。含多巴胺的神经元，其细胞体主要分布在黑质、脚间核和丘脑下部等处，在这些区域，多巴胺含量很高。多巴胺作为神经递质，调控中枢神经系统的多种生理功能。多巴胺和人的情欲、感觉有关，它传递兴奋及开心的信息。另外，多巴胺也与各种上瘾行为有关。多巴胺系统调节障碍，涉及帕金森病、精神分裂症、Tourette综合征、注意力缺陷、多动综合征等。阿尔维德·卡尔森确定多巴胺为脑内信息传递者的角色使他获得了2000年诺贝尔医学奖。

· 去甲肾上腺素（NE）。去甲肾上腺素是肾上腺素去掉N-甲基后形成的物质，在化学结构上也属于儿茶酚胺。它既是一种神经递质，主要由交感节后神经元和脑内肾上腺素能神经末梢合成和分泌，是后者释放的主要递质；它也是一种激素，由肾上腺髓质合成和分泌，但含量较少。循环血液中的去甲肾上腺素主要来自肾上腺髓质。去甲肾上腺素作为最常见的两种神经传递素之一，负责神经元之间的沟通，并在注意力、情绪、睡眠、做梦和学习方面扮演重要角色。

· 5-羟色胺（5-HT）。5-羟色胺广泛存在于哺乳动物组织中，特别是在大脑皮层质及神经突触内含量很高，它是一种抑制性神经递质。5-HT作为神经递质，主要分布于松果体和下丘脑，可能参与痛觉、睡眠、性活动、摄食及体温等生理功能的调节，可影响催乳素、生长激素、皮质醇及β-内啡肽的活动。中枢神经系统5-HT含量及功能异常，可能与精神疾病和偏头痛等多种疾病有关。现有研究表明，5-羟色胺水平较低的人群，更容易发生抑郁、冲动、酗酒、自杀、攻击及暴力等行为。

有趣的是，女性大脑合成5-羟色胺的速率仅是男性的一半，这点可能有助于解释为何女性更容易抑郁。随着年龄的增长，5-羟色胺作用通路的工作效率会出现下降，因为活化5-羟色胺的受体减少了。据一项研究显示，60岁与30岁的人相比，大脑中5-羟色胺特异受体的数目已减少了60%。由于5-羟色胺的效力下降，随着年龄的增长，患抑郁症的可能性会增加。

· 乙酰胆碱（Ach）。在神经细胞中，乙酰胆碱是由胆碱和乙酰辅酶A在胆碱乙酰移位酶（胆碱乙酰化酶）的催化作用下合成的。乙酰胆碱是中枢胆碱能系统中重要的神经递质之一，其主要功能是维持意识的清醒，调节睡眠、痛觉、知觉、情感、学习、记忆和运动等机能。情感活动正常是处于乙酰胆碱和去甲肾上腺素的动态平衡中，抑郁病人乙酰胆碱活动过强，而躁狂病人则去甲肾上腺素相对过剩。抑郁病人的皮质类固醇激素混乱，可能部分是乙酰胆碱过度活动的结果。

释放乙酰胆碱作为神经递质的神经元称为胆碱能神经元。胆碱能神经元的异常与老年痴呆、睡眠及认知障碍等多种神经系统疾病有关，相关机制的研究已成为目前医学与神经科学领域的热点。主流研究认为，人体内乙酰胆碱含量增多与阿尔兹海默病（老年痴呆症）的症状改善显著相关。人的脑组织有大量乙酰胆碱，但乙酰胆碱的含量会随着年龄的增长而下降。正常情况下，老年人比年轻人下降30%，而老年痴呆症患者下降更为严重，可达70%~80%。美国医生伍特曼观察发现，老年人脑组织中乙酰胆碱减少，若让其食用富含胆碱的食品，则有明显的防止记忆减退的作用。英国和加拿大等国家的科学家也相继进行了研究，一致认为只要有控制地供给足够的胆碱，可避免60岁左右老年人记忆力减退。所以，保持和提高大脑中乙酰胆碱的含量，是解决记忆力下降的根本途径。在自然界中，乙酰胆碱多以胆碱的状态存在于蛋、鱼、肉、大豆等之中。当然，这些胆碱必须在人体内起生化反应后，才能合成具有生理活性的乙酰胆碱。

二、神经—内分泌中介

心理神经内分泌学的大量研究证明，内分泌系统是心身之间的重要中间联系途径。在中枢神经系统内，有许多神经肽（泛指存在于神经组织并参与神经系统功能作用的内源性活性物质）通过各种激素轴起重要的调节作用。

人体内分泌系统有三大分支系统：下丘脑—垂体—肾上腺轴，下丘脑—垂体—性腺轴，下丘脑—垂体—甲状腺轴。在这三大分支系统中，下丘脑和垂体可以说是人体内分泌的控制中心，下丘脑接受来自高级皮层和边缘系统的传入冲动，

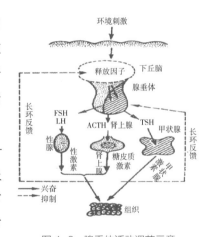

图4-2　腺垂体活动调节示意

同时分泌释放激素或抑制激素，影响垂体前叶，释放促靶腺激素，调节外周靶腺激素释放，通过对人体各个靶器官的激素分泌的控制，实现心理与生理之间的联系，如图4-2所示。

（一）下丘脑—垂体—肾上腺轴

下丘脑—垂体—肾上腺轴，是一个直接作用和反馈互动的复杂集合，下丘脑、垂体以及肾上腺，这三者之间的互动构成了HPA轴。HPA轴是神经内分泌系统的重要部分，参与控制应激的反应，并调节许多身体活动，如消化系统、免疫系统、心情和情绪、性行为以及能量储存和消耗。

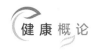

HPA 轴与神经学所涉及的情绪紊乱和官能性疾病，比如焦虑症、躁郁症、失眠、创伤后心理压力紧张综合征、注意力不足过动症、抑郁症、倦怠、慢性疲劳综合征、纤维肌痛、肠易激综合征等，都有一定的关系。抗抑郁药就是主要针对 HPA 轴，调节其功能的药物。

（二）下丘脑—垂体—性腺轴

GnRH—促性腺激素—性激素系统，这是控制人体性激素分泌的内分泌分支系统。下丘脑分泌的促性腺激素释放激素（GnRH），促进腺垂体合成与分泌黄体生成素（LH）和卵泡刺激素（FSH）这两种促性腺激素。LH 和 FSH 作用在女性的卵巢上，促进卵巢分泌孕酮（P）和雌二醇（E2），作用在男性的睾丸上，促进睾丸分泌睾酮（TTE），从而调节人体雌激素、孕酮和雄激素的合成，调节性功能和控制性激素的分泌、青春期发育、月经和绝经等。

其中，血中孕酮、雌二醇、睾酮的含量又会有一个反馈机制到达下丘脑，当血中这些激素的含量升高或降低时，下丘脑收到这个反馈信息后，会调整促性腺激素释放激素的分泌，以调整血清中黄体生成素、卵泡刺激素的量，最终调整孕酮、雌二醇、睾酮的含量。

这个轴内任何一个部位发生功能紊乱或疾病，都会影响人体性激素的分泌，出现一系列不同的临床生理和心理病症。

（三）下丘脑—垂体—甲状腺轴

这个轴具体是通过 TRH—TSH—甲状腺素发生作用的。下丘脑分泌的促甲状腺素释放激素（TRH），促进腺垂体合成和分泌促甲状腺素（TSH，腺垂体分泌的一种糖蛋白）及生长激素（GH），进一步作用于甲状腺，使其合成和释放甲状腺激素，促进人体产热、促进新陈代谢、促进生长发育及提高神经系统兴奋性等。

甲状腺激素发生异常，就出现了俗称"甲亢"或"甲减"现象。甲亢病人通常情绪激动，经不起精神刺激，容易精神紧张，导致失眠、心跳快、血压中的收缩压高等，这是由于甲状腺激素分泌过多所致。而甲状腺机能减退的症状，正好相反，这类人通常反应迟钝、心跳慢、记忆力差、神情淡漠、血压也偏低。

即问即答： 在上述过程中，下丘脑的分泌又是受什么因素影响的呢？

三、神经—免疫中介

心理神经免疫学有两方面的研究：在宏观上，证实心理应激可以影响免疫系统；在微观上，进一步探讨神经内分泌系统与免疫系统的相互作用。

（一）心理社会因素—免疫—躯体疾病

临床及部分疾病的动物模型研究证明，许多躯体疾病的发生发展，可能与心理神经因素通过免疫系统的作用有关。在实践中早就认识到，感染疾病的发生，与个体的精神状态有关。例如，"战壕口炎"往往发生于紧张的战斗期间，紧张使口腔免疫防御功能降低，导致口腔的共生菌侵入齿龈形成炎症。经受巨大心理压力的患者，患单核细胞增多症的机会增多，而患此病后，由于心理因素影响免疫反应，可使病程延长而影响康复。

即问即答：为什么忧郁的人相比乐观的人更容易罹患癌症？

（二）心理神经免疫的调节

研究证明，免疫系统与神经系统有解剖学和生理学上的联系。例如，已知淋巴结接受交感神经纤维支配；胸腺有肾上腺能和胆碱能双重纤维的支配；淋巴细胞表面具有上述两类神经能的受体；下丘脑视前区的损害可导致胸腺退化和脾脏淋巴细胞减少；海马的损害引起 T 淋巴细胞的增加；促肾上腺皮质激素（ACTH）等可直接减少抗体产生；等等。

心理社会因素通过免疫系统影响躯体健康，可能涉及三条途径。

· 下丘脑—垂体—肾上腺皮质轴。多年来已知，应激造成暂时性皮质醇水平升高，而后者对细胞免疫有损伤作用。实验表明，应激引起免疫功能的抑制。临床研究证实，应激性生活事件与癌症复发、免疫性疾病的发病相关。应激抑制免疫功能的机制包括：淋巴细胞有丝分裂原反应下降，淋巴细胞细胞毒性降低；干扰素产生减少；吞噬作用降低；自然杀伤细胞活性减低；辅助性 T 细胞和抑制性 T 细胞百分数及比率降低；唾液免疫球蛋白 A 水平降低。不过，这一现象是复杂的，因为长期的应激与短时的应激不同，有时可使细胞免疫功能增强。

· 植物神经系统。中枢、外周的免疫器官和免疫细胞都受神经纤维的支配。神经纤维包括交感、副交感神经纤维和肽能（如 P 物质、脑啡肽、生长抑素、血管活性肠肽、神经肽 Y 等）神经纤维，通过突触或非典型突触方式（如旁分泌）发挥作用。例如交感神经系统释放的儿茶酚胺类，可以与淋巴细胞膜上的 β 受体结合而影响淋巴细胞功能。

· 中枢神经系统。中枢神经系统与免疫系统有直接联系。免疫细胞膜上或胞内有众多神经递质的特异性受体，例如，在 T、B 淋巴系统以及其他白细胞上有肾上腺素能受体、多巴胺受体、乙酰胆碱受体、5-HT 受体和组胺受体等，这为中枢神经系统对免疫功能的调控提供了物质基础。

四、神经—内分泌—免疫系统间的相互影响

根据第一章中对于人体系统的介绍可以看到，神经系统、内分泌系统和免疫系统各自以独特的方式，在机体内稳态的维持方面发挥着重要作用。1977 年，Besedovsky 首次提出了体内存在"神经—内分泌—免疫网络"的假说，明确了这三大调节系统之间存在着双向传递机制，而且这种相互作用是通过三大调节系统共有的化学信号分子（如神经递质 / 神经肽、激素、细胞因子等）和受体共同实现的。

中枢神经系统是体内各个系统的最高管理中枢。如图 4-3 所示，中枢神经系统通过植物神经和垂体内分泌两条途径作用于免疫细胞上相应的受体而调节免疫系统功能。免疫系统则通过细胞因子等作用于中枢神经系统和内分泌系统。神经、内分泌和免疫系统间的相互作用是双向的，它们拥有一套共同的化学信号分子及其相应的受体，即共同的化学语言。这些化学信号分子与系统内或系统外的受体相结合，从而使得系统内或系统间得以呈网络状的联系和相互调节。

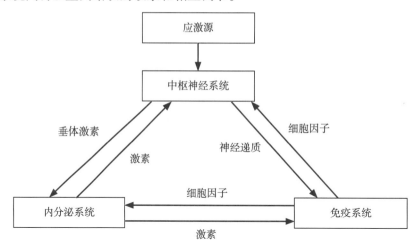

图 4-3　神经—内分泌—免疫系统间调节环路示意

第二节　常见心理疾病及其危害

心理疾病种类繁多，表现各异，目前比较常用的分类法采用根据病因、病理学及症状学的方式进行分类。了解常见的心理疾病，有助于我们理解心理疾病对健康的危

害，从而提高对心理健康的重视，促进对心理疾病的预警及有效治疗。

即问即答：你所知道的典型的心理疾病有哪些？

一、抑郁症

抑郁症是世界第四大疾病，世界卫生组织在 2017 年发布的报告中指出，全球抑郁症患者大约为 3.22 亿人，患病率为 4.2%。[①]

世界卫生组织在 2017 年世界卫生日关于抑郁症的宣传资料中，对抑郁症的表述是：这种疾病的主要特点是患者持续悲伤，对通常喜欢的活动失去兴趣，同时没有能力从事日常活动，并且这些现象持续至少两周。

抑郁症可表现为单次或反复多次的抑郁发作。抑郁发作通常以典型的心境低落、思维迟缓、意志活动减退"三低"症状，以及认知功能损害和躯体症状为主要临床表现，多数患者共患焦虑，个别可存在精神病性症状。

心境低落主要表现为显著而持久的情感低落，抑郁悲观。轻者闷闷不乐、无愉快感、兴趣减退，重者痛不欲生、悲观绝望、度日如年、生不如死。典型患者的抑郁心境有"晨重夜轻"的节律变化。在心境低落的基础上，患者会出现"我怎么这么没用""我这么活着有什么意义"的感叹，自我评价降低，产生无用感、无望感、无助感和无价值感，常伴有自责自罪，严重者出现罪恶妄想和疑病妄想，部分患者可出现幻觉。

思维迟缓主要表现是患者反应迟钝，自觉"脑子好像是生了锈""脑子像涂了糨糊一样"。临床上可见主动言语减少，语速明显减慢，声音低沉，对答困难。存在认知功能损害，主要表现为记忆力下降、反应时间延长、抽象思维能力差、学习困难、语言流畅性差以及眼手协调及思维灵活性等能力减退。

意志活动减退主要表现是患者意志活动呈显著持久的抑制。临床表现为：行为缓慢，生活被动、疏懒，不想做事，不愿和周围人接触交往，常独坐一旁，或整日卧床，闭门独居、疏远亲友、回避社交。"我只想蒙头大睡，藏起来谁也不见。我不想和任何人讲话。"严重时连吃、喝等生理需要和个人卫生都不顾，蓬头垢面、不修边幅，甚至发展为不语、不动、不食，称为"抑郁性木僵"，但仔细进行精神检查，患者仍流露痛苦抑郁情绪，严重的患者常伴有消极自杀的观念或行为。

躯体症状主要有睡眠障碍、乏力、食欲减退、体重下降、便秘、身体任何部位的疼痛、性欲减退、阳痿、闭经等。躯体不适的体诉可涉及各脏器，如恶心、呕吐、心慌、胸闷、出汗等。睡眠障碍主要表现为早醒，一般比平时早醒 2~3 小时，醒后不能再入睡，

---

① 苏文启，曹志永，蒋春雷 . 抑郁症的炎症机制及诊疗新策略 . 生理学报，2017（5）：716.

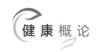

这对抑郁发作具有特征性意义。有的表现为入睡困难，睡眠不深；少数患者表现为睡眠过多。体重减轻与食欲减退不一定成比例，少数患者可出现食欲增强、体重增加。

抑郁症的诊断主要是根据病史、临床症状、病程，以及全面的体格检查及神经系统检查，辅之以实验室检查确定。迄今为止，尚无针对抑郁障碍的特异性检查项目。在治疗方面，轻中度抑郁症可采用心理疗法和近年来出现的一种新的物理治疗手段——重复经颅磁刺激（rTMS）治疗；中度以上则需要"药物治疗 + 心理治疗"，目前临床上一线的抗抑郁药主要是通过影响 5- 羟色胺和去甲肾上腺素发挥作用。认知疗法通过改变患者的消极思维模式，创造出乐观的解释风格，从而治疗抑郁症。

即问即答：为什么一般抗抑郁药都跟 5- 羟色胺和去甲肾上腺素调节有关？

抑郁症是社会、心理和生理因素复杂的相互作用产生的结果。在生活中遇有不利事件（失业、丧亲之痛、心理创伤）的人或悲观的人更易罹患抑郁症。调查显示，我国每年有 28.7 万人死于自杀，其中 63% 患有精神障碍，40% 患有抑郁症。[1] 消极悲观的思想及自责自罪、缺乏自信等可萌发绝望的念头，认为"自己的行为会失败""结束自己的生命是一种解脱""自己活在世上是多余的人"，并会使自杀企图发展成自杀行为。

此外，我国对抑郁症的医疗防治还处在识别率低的阶段，地级市以上的医院对其识别率不足 20%，只有 10%~20% 的患者接受了相关的药物治疗；同时，抑郁症的发病（和自杀事件）已开始出现低龄（大学，乃至中小学生群体）化趋势。[2] 因此，尽管抑郁症防治已被列入全国精神卫生工作重点，我国对抑郁症的科普、防范、治疗工作亟待重视。

即问即答：为什么近年抑郁症发病率不断提高？

二、躁郁症：双相情感障碍

双相情感障碍简称躁郁症，是一组以情感活动过度高涨或低落为基本症状的精神病。临床特征为躁狂或抑郁反复发作，或交替发作。当患者处于抑郁状态时会带来与抑郁症患者同样的体验及影响，而患者在躁狂状态时往往伴随着自知力的缺乏，以为是自己病情好转，无须进行治疗，这对患者的康复带来了更大的难度。躁郁症患者在躁狂状态时，一般存在情感高涨、思维奔逸和意志行为增强的"三高"症状（建议通过观看奥斯卡获奖影片《乌云背后的幸福线》来加深对该心理疾病的了解）。

---

① 调查显示中国抑郁症患者已达到 9000 万，http://health. sina. com. cn/news/2014-03-26/1019/29628. shtml.

② 抑郁症："心灵感冒"可治愈，http://health. people. com. cn/n1/2017/0329/c14739-29176601. html.

情感高涨。这是躁狂状态的主要原发症状。病人表现为兴高采烈、无忧无虑。这种情感是愉快的并具有相当的感染力。患者情感高涨时，往往表现为高傲自大、目空一切、自命不凡、盛气凌人，认为自己是最伟大的、能力是最强的。这种症状轻时可能不被视为异常，但了解他的人则可以看出这种表现的异常性。有时病人也可以以易激惹的情绪为主，尤其当有人指责他的狂妄自大或不切实际的想法时，表现为听不得一点反对意见，会因细小琐事而大发雷霆，严重者可出现破坏或攻击行为。病人常常在患病早期表现为愉快情绪，而在后期则转换为易激惹症状。

思维奔逸。思维奔逸是指思维联想速度的加快。表现为：病人言语增多，高谈阔论，滔滔不绝，说话的速度似乎远远跟不上思想。有时可出现音韵联想，随境转移。在心境高涨的基础上可以出现自我感觉良好，言辞夸大，说话漫无边际，认为自己才华出众、出身名门、权位显赫、腰缠万贯、神通广大等，并可达到妄想的程度，有时可在夸大的基础上产生被害体验或妄想，但其内容一般并不荒谬，持续时间也较短暂，幻觉较少见。

意志行为增强。意志行为增强即协调性精神运动性兴奋。其内心体验与行为、行为反应与外在环境均较为统一。与精神运动性迟滞恰恰相反，病人活动增多，喜交往，爱凑热闹，与人一见如故，好开玩笑或搞恶作剧，好管闲事，整日忙碌。但做事虎头蛇尾、一事无成。尽管自己感觉什么都能干成，脑子灵光至极，但由于不能专心于某一事物之上，因而成事不足甚至败事有余。办事缺乏深思熟虑，有时到处惹事。

躁狂发作时，病人常伴有睡眠需要减少，终日奔波而不知疲倦。病人性欲亢进，偶可出现兴之所至的性行为，有时则可在不适当的场合，出现与人过分亲热、拥抱、接吻而不顾别人的感受的情况。由于活动过度，可能会导致虚脱、衰竭。轻躁狂病人可能能保持一定的自知力，而躁狂病人一般自知力不全。

双相情感障碍是一种常见的精神障碍，国外流行病学调查显示，双相情感障碍患病率 1%~3%，发病年龄高峰期 15~19 岁，首次多为抑郁发作，数次抑郁发作后再出现躁狂或轻躁狂发作。中国既往的研究（1993 年）显示发病率在 0.083%，不到 0.1%，发病率比国外低。

即问即答： 为什么中国国内双相情感障碍发病率显著低于国外？

双相情感障碍的诊断同样可根据病史、临床症状、病程特点及体格检查和实验室检查，比较相关的精神疾病诊断分类标准而确定。治疗上应采取药物治疗、物理治疗、心理治疗和危机干预等措施的综合运用。其中，最主要的治疗药物是抗躁狂药碳酸锂

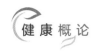

和抗癫痫药（丙戊酸盐、卡马西平、拉莫三嗪等），它们又被称为心境稳定剂。由于双相情感障碍几乎终身以循环方式反复发作，其发作的频率远较抑郁障碍为高，因此应坚持长期治疗原则。急性期治疗目的是控制症状、缩短病程；巩固期治疗目的是防止症状复燃、促使社会功能的恢复；维持期治疗目的在于防止复发、维持良好社会功能，提高生活质量。

三、精神分裂症

精神分裂症是以基本个性改变，思维、情感、行为的分裂，精神活动与环境的不协调为主要特征的一类最常见的精神病，临床症状复杂多样，可涉及感知觉、思维、情感、意志行为及认知功能等方面，个体之间症状差异很大，即使同一患者在不同阶段或病期也可能表现出不同症状（建议通过观看奥斯卡获奖影片《美丽心灵》来加深对该心理疾病的了解）。其中，偏执型是精神分裂症中最常见的一种类型，以幻觉、妄想为主要临床表现。

· 感知觉障碍。精神分裂症可出现多种感知觉障碍，最突出的感知觉障碍是幻觉，包括幻听、幻视、幻嗅、幻味及幻触等，而幻听最为常见。

· 思维障碍。思维障碍是精神分裂症的核心症状，主要包括思维形式障碍和思维内容障碍。思维形式障碍以思维联想过程障碍为主要表现，包括思维联想活动过程（量、速度及形式）、思维联想连贯性及逻辑性等方面的障碍。妄想是最常见、最重要的思维内容障碍。最常出现的妄想有被害妄想、关系妄想、影响妄想、嫉妒妄想、夸大妄想、非血统妄想等。据估计，高达 80% 的精神分裂症患者存在被害妄想，被害妄想可以表现为不同程度的不安全感，如被监视、被排斥、担心被投药或被谋杀等，在妄想影响下患者会做出防御或攻击性行为。

· 情感障碍。情感淡漠及情感反应不协调是精神分裂症患者最常见的情感症状。此外，不协调性兴奋、易激惹、抑郁及焦虑等情感症状也较常见。

· 意志和行为障碍。多数患者的意志减退甚至缺乏，表现为活动减少、离群独处，行为被动，缺乏应有的积极性和主动性，对工作和学习兴趣减退，不关心前途，对将来没有明确打算，某些患者可能有一些计划和打算，但很少执行。

· 认知功能障碍。在精神分裂症患者中认知缺陷的发生率高，约 85% 的患者出现认知功能障碍，如信息处理和选择性注意、工作记忆、短时记忆和学习、执行功能等认知缺陷。认知缺陷症状与其他精神病性症状之间存在一定相关性，如思维形式障碍明显的患者，认知缺陷症状更明显。认知缺陷可能发生于精神病性症状明朗化之前

（如前驱期），或者随着精神病性症状的出现而急剧下降，或者是随着病程延长而逐步衰退，初步认为慢性精神分裂症患者比首发精神分裂症患者的认知缺陷更明显。

精神分裂症是一种以情感反应与思维过程发生深度混乱为主要特征的精神障碍，影响全球人口约1%（约2100万的人群）。该病严重损害患者的心身健康，给患者家庭、社会带来沉重的负担。有关精神分裂症的成因，现有研究表明，遗传因素在其中起着重要的作用，个人性格、环境因素和社会心理因素也是造成精神分裂症的原因。精神分裂症患者可通过药物治疗、心理援助得到缓解或痊愈，其中，家人和朋友的支持和陪伴是关键因素。

四、神经官能症

神经官能症，现统一称为神经症，是一组精神障碍的总称，包括神经衰弱、强迫症、焦虑症、恐惧症、躯体形式障碍，等等，症状复杂多样，其典型体验是患者感到不能控制自认为应该加以控制的心理活动，如焦虑、持续的紧张、恐惧、缠人的烦恼、自认为毫无意义的胡思乱想、强迫观念等。患者虽有多种躯体的自觉不适感，但临床检查未能发现任何可证实的器质性病变。患者一般能适应社会，其行为一般保持在社会规范容许的范围内，可以为他人所理解和接受，但患者深感痛苦且其症状妨碍了患者的心理功能或社会功能。

即问即答： 为什么有人经常感觉到胃痛，但每次检查肠胃系统却没有发现任何生理疾病？

（一）强迫症

强迫症是指一种以强迫症状为主的神经症，表现为以反复出现的强迫思想如强迫观念、回忆或表象、强迫性对立观念、穷思竭虑、害怕丧失自控能力等或以包括反复洗涤、核对、检查、询问等强迫行为（动作）为特点，以及强迫思想与动作并存的混合形式。其特点是有意识的自我强迫和反强迫并存，两者强烈冲突使患者感到焦虑和痛苦；患者体验到观念或冲动系来源于自我，但违反自己意愿，虽极力抵抗，却无法控制；患者也意识到强迫症状的异常性，但无法摆脱。

强迫症的危害主要表现为对患者的社会功能的损害，因为有不由自主的思想纠缠，或刻板的礼仪或无意义的行为重复，严重影响了患者注意力的集中以及学习和工作，甚至可能完全丧失学习能力和工作能力，导致精神残疾。患者想摆脱，但都以失败告终，由于自己无力摆脱，常给患者造成内心极大的痛苦。

（二）恐惧症

恐惧症是一种以过分和不合理地惧怕外界客体或处境为主的神经症。恐惧是一种心理状态，当对某些事物或场景感到异常恐惧以至于造成严重影响时，就会演化成恐惧症。恐惧感是人体的一种本能应激反应，恐惧发作时往往伴有显著的焦虑和自主神经症状，我们明明理智上知道这些东西不会真正伤害自己，但仍然会身体僵硬、呼吸不畅、血压升高、冷汗直冒，并产生扭头就跑的强烈冲动。恐惧症的主要特征是：对某些客体或处境有强烈恐惧，恐惧的程度与实际危险不相称；发作时有焦虑和自主神经症状；有反复或持续的回避行为；知道恐惧过分、不合理或不必要，但无法控制。

常见的恐惧症有密集恐惧症、社交恐惧症、场所恐惧症、深海恐惧症，等等。如社交恐惧症害怕对象主要是社交场合（如在公共场合进食或说话、聚会、开会，或怕自己做出一些难堪的行为等）和人际接触（如在公共场合与人接触、怕与他人目光对视，或怕在与人群相对时被人审视等），常伴有自我评价和害怕批评。场所恐惧症害怕对象主要为某些特定环境，如广场、闭室、黑暗场所、拥挤的场所、交通工具（如拥挤的船舱、火车车厢）等，其关键临床特征之一是过分担心处于上述情境时没有即刻能用的出口。

恐惧症的危害主要表现为对特定恐惧（如社交场合、深海等）的回避，影响日常生活，患者明知没有必要，但仍不能防止恐惧的发作，还可能伴随出现头晕、头痛、食欲减退等躯体症状。

（三）焦虑症

焦虑症是一种以焦虑情绪为主的神经症。主要分为广泛性焦虑和惊恐障碍两种。广泛性焦虑主要表现为无明确客观对象的紧张担心、坐立不安及植物神经功能失调，如心悸、手抖、出汗、尿频等；惊恐障碍除了以自主神经症状（心悸、出汗、震颤）等为典型特征之外，还伴有强烈的濒死感或失控感，内心害怕产生不幸后果，导致惊恐发作，这是一种急性焦虑障碍。焦虑症的症状是原发的，凡继发于高血压、冠心病、甲状腺功能亢进等躯体疾病的焦虑应诊断为焦虑综合征。

焦虑症与正常焦虑情绪反应不同，主要表现在：第一，它是无缘无故的、没有明确对象和内容的焦急、紧张和恐惧；第二，它指向未来，似乎某些威胁即将来临，但是病人自己说不出究竟存在何种威胁或危险；第三，它持续时间很长，如不进行积极有效的治疗，几周、几月甚至数年迁延难愈；第四，焦虑症除了呈现持续性或发作性惊恐状态外，同时伴多种躯体症状。

简而言之，病理性焦虑是一种无根据的惊慌和紧张，心理上体验为泛化的、无固定目标的担心、惊恐，生理上伴有警觉增高的躯体症状。只有在焦虑的原因不明显或和程度不相称，焦虑症状很突出而其他症状也不明显，且延续时间较长时才诊断为焦虑症。

焦虑与冠心病、高血压、胃肠疾病等心身疾病的促发息息相关，对人的身心健康、生活质量以及社会功能的发挥构成了严重的威胁。焦虑症的并发症包括头晕、心跳加速、慢性或严重头痛、荨麻疹、失眠等症状。

（四）疑病症

疑病症是一种以担心或相信患严重躯体疾病的持久性优势观念为主的神经症，病人对躯体疾病过分担心，因为这种症状反复就医，各种医学检查和医生的解释，均不能打消其疑虑。即使病人有时存在某种躯体障碍，也不能解释所诉症状的性质、程度，或病人的痛苦与优势观念。疑病症常伴有焦虑或抑郁，在日常生活中患者对健康状况，如通常出现的生理现象和异常感觉倾向于做出疑病性解释，总是担心自己是不是患了什么疾病。

疑病症具体可分为躯体形式障碍和躯体化障碍。躯体形式障碍是一种以持久地担心或相信各种躯体症状的优势观念为特征的神经症。病人因这些症状反复就医，各种医学检查和医生的解释，均不能打消其疑虑。尽管症状的发生和持续与不愉快的生活事件、困难或冲突密切相关，但病人常否认心理因素的存在。对身体畸形（虽然根据不足）的疑虑或优势观念也属于本症。躯体形式障碍男女均有，无明显家庭特点（与躯体化障碍不同），常为慢性波动性病程。

躯体化障碍是一种以多种多样、经常变化的躯体症状为主的神经症。症状可涉及身体的任何系统或器官，最常见的是胃肠道不适（如疼痛、打嗝、返酸、呕吐、恶心等）、异常的皮肤感觉（如瘙痒、烧灼感、刺痛、麻木感、酸痛等），皮肤斑点、性及月经方面的主诉也很常见，常存在明显的抑郁和焦虑。躯体化障碍常为慢性波动性病程，并伴有社会、人际及家庭行为方面长期存在的严重障碍。躯体化障碍女性远多于男性，多在成年期发病。

疑病症的主要危害有：在反复就诊的过程中，患者疲于应对各种担心，长期处于精神压力之下，影响正常的工作和生活。患者在反复就诊中进行的各种检查、治疗，对身体会造成一定的损伤，也会增加经济支出，同时这种情况对自身及家人都会带来精神上的困扰。

神经症是常见病，患病率相当高。世界卫生组织根据各国调查资料推算：人口

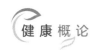
健康概论

中 5%~8% 的人有神经症或人格障碍，是重性精神病的 5 倍。西方国家的患病率在 10‰~20‰，我国为 13‰~22‰。神经症也是门诊中最常见的疾病之一。

神经官能症的症状复杂多样，其特点是症状的出现与变化和精神因素有关。如有的胃肠神经官能症患者，每当情绪紧张时出现腹泻。正因为神经官能症属于心因性疾病，所以应以精神治疗为主，辅以药物及其他物理治疗。患者应该在医师的指导下进行循序渐进地对症治疗，消除病因，增强体质，促进康复。必要时可用抗焦虑和抑郁药治疗。

五、应激相关障碍

应激相关障碍是指由于强烈或持久的心理社会因素直接作用而引起的一组功能性精神障碍。当人们不能有效应对自身由于各种突如其来的事件或环境改变，如战争、火灾、水灾、地震、事故等时，常会出现应激相关障碍。该组疾病的特点是：心理社会因素是直接原因；临床表现与精神刺激因素密切相关；病因消除或环境改变后，大多数患者精神症状相继消失。

应激相关障碍分为急性应激障碍、创伤后应激障碍与适应障碍三大类。

应激相关障碍急性期会导致严重适应不良，患者完全陷入创伤与痛苦之中，缺乏安全感。如未能及时进行干预，往往表现出明显的心理症状，如抑郁、药物滥用、记忆和认知问题以及其他心身健康问题。创伤后应激障碍患者的自杀风险远高于一般人群。同时，长期的精神压力和失眠，会增加患者的心理负担，增加其他心身疾病的患病风险。

六、心理因素相关的生理障碍

（一）进食障碍

进食障碍是指以进食行为异常、对食物及体重和体型的过分关注为主要临床特征的一组疾病。神经性厌食的主要特征是患者用节食等各种方法，有意地造成体重过低，拒绝保持最低的标准体重；而神经性贪食的主要特征是反复出现的暴饮暴食以及暴饮暴食后不恰当的抵消行为，如诱吐、滥用利尿剂或泻药、节食或过度运动等。

进食障碍本身并不直接致死，但催吐、过度消瘦则会导致心律失常、多器官衰竭，甚至抑郁自杀，是精神科里致死率最高的病种，致死率高达 5%~20%。

（二）睡眠障碍

睡眠障碍是指睡眠行为的异常表现，常见表现为睡眠节律紊乱，常与躯体疾病有关，包括睡眠失调和异态睡眠。调查显示，很多人都患有睡眠方面的障碍或者和睡眠相关的疾病，成年人出现睡眠障碍的比例高达 30%。

在上述众多的心理疾病中，目前最常见的十大心理问题依次为：抑郁心理、强迫心理、焦虑心理、分裂心理、恐婚心理、适应障碍、社交障碍、选择困难症、习惯性否定心理、应激性创伤心理。

第三节　心理健康服务供需现状

随着人们对心理疾病重视程度的提高，心理咨询作为一种专业帮助，正越来越被大众认可和接受，并在互联网心理服务平台的推动下，已经成为一种日渐普及的生活方式。

我国心理健康服务行业相较发达国家而言，起步较晚，普及率低，早年受重视程度低。随着我国经济的发展和居民生活水平的提高，人们的消费观念和消费水平也有了很大的转变与提升，心理健康逐渐受到重视，心理健康服务需求不断增长。在这个契机下，心理咨询师培训行业也得到了快速发展。初期国家人力资源和社会保障部心理咨询师培训准入门槛相对较低，吸引了大批人士参加培训和考试，并且发出了一大批咨询师等级证书。但是由于多数拿了咨询师等级证书的人员，实际上都因缺乏实践而无法真正上岗工作，从而导致我国心理咨询师持证人数众多，但是真正的从业人员仍然很少的现状。随着国家人力资源和社会保障部取消了心理咨询师证书，新的规定呼之欲出，也意味着国家对心理健康服务行业的重视程度大大提升，准入门槛预计也将提高至前所未有的程度。由此可见，心理健康服务行业目前到了真正接受检验的时候。

我国的心理健康服务行业近年来被认为开始了爆发式增长，越来越多的人获得了资格证书，但是真正高校相关专业毕业生从事心理咨询行业的不足 5%。行业乱象丛生，这从众多媒体曝光的内容中可见一斑。

即问即答：心理咨询与心理健康服务有何区别？

在可预见的范围内，心理健康服务行业的前景被普遍看好。第一财经商业数据中心（CBNData）联合"简单心理"平台、北京师范大学心理学部心理健康服务中心发

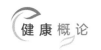

布的《2018心理咨询行业人群洞察报告》显示，在国家政策助力下，心理咨询行业迎来发展新机遇，心理咨询专业机构和从业人员规模均在迅速成长；女性成为心理咨询行业的新关注点，"80后"和"90后"是心理咨询的主力对象；付费心理咨询和付费心理内容学习成为趋势；心理咨询行业拥抱互联网，主流心理咨询界开始逐渐接受以视频的方式进行心理咨询；专业人才培养、轻量心理服务、标准更趋规范化是心理咨询行业未来的发展趋势。

一、行业需求概况

2016年的数据显示，全球有3.5亿人正遭受抑郁困扰，然而这当中超过一半的人尚未得到及时有效的治疗，甚至在有些国家超过90%的人无法得到治疗。全球14%的疾病困扰来自于精神疾病，每年约有80万人死于自杀，6000万人遭受双相情感障碍的困扰。在发展中国家，患有精神障碍的人中，得不到及时帮助的占75%。[①]

黄悦勤教授于2019年发布了一项覆盖全国31个省区市的中国精神病流行病学调查[②]，结果提示，焦虑障碍12月患病率为4.98%，心境障碍12月患病率为4.06%，酒精药物使用障碍12月患病率为1.94%，精神分裂症及其他精神性障碍12月患病率为0.61%，老年期痴呆12月患病率为5.56%。在黄教授的报告中，还涉及各类焦虑障碍、心境障碍等详细的12月患病率。在心境障碍、焦虑障碍中，男性的患病率低于女性，而在其他类别中，女性的患病率低于男性。其中，精神分裂症及其他精神病性障碍、焦虑障碍、间歇爆发性障碍及心境障碍的发病率，在50~64岁的年龄段达到高峰，酒精药物使用障碍则在35~49岁的年龄段达到高峰。心境障碍、间歇爆发性障碍、精神分裂症及其他精神病性障碍、老年期痴呆的患病率，城市高于农村，其余的则是农村高于城市。尽管如此，在所有接受调查的人群中，仅有15%的人因情绪问题向专业人员咨询、求助，仅13%的人曾接受治疗。这些结果显示，国内大部分精神病患者"有病不求医"，而选择独自忍受疾病的折磨，不仅导致生活质量下降，还可能造成家庭关系、人际关系紧张，工作效率受到严重影响。

即问即答： 为什么精神类疾病求医率低？

精神障碍患者面临的"看病难、看病贵"问题，是造成其诊疗率低的重要因素之一。一方面，我国精神卫生医疗资源和精神科医生数量尚不充足，另一方面，精神类药物价格高，造成患者的经济负担较重。在黄悦勤教授团队的调查中发现，因为经济原因

① Carl Froilan D Leochico, Adrian I Espiritu, Sharon D Ignacio and Jose Alvin P Mojica. Challenges to the emergence of telerehabilitation in a developing country: A systematic review. Front Neurol, 2020, 9(11): 1007.

② Huang Y. Prevalence of mental disorders in China-Author's reply. Lancet Psychiatry. 2019, 6(6):468.

造成患者失去治疗机会或中断治疗的现象非常普遍，如果缺少医保的协助，长期负担高额的药费，即使对小康家庭来说也难以承受。另外，病耻感也是阻碍精神障碍患者寻求精神卫生服务的一大阻碍。黄悦勤教授提到，精神障碍患者面临的歧视、偏见非常严重，很多患者都表示：我可以理直气壮地说我去看心脏病，我去看高血压，就不敢说我去精神病院看病。黄教授的流行病学调查还发现，精神病性障碍患者的诊疗率存在地区差异：农村患者群体的诊疗率不足 7%，明显低于城市患者诊疗比例，这不仅进一步证实了药品集采政策在全国普及推进的重要性，而且也反映出对农村加强心理健康教育的迫切性。

即问即答： 怎样才能改变精神病性障碍患者就医率低的现状？

二、国家政策

随着国内心理健康服务行业的蓬勃发展，国家也更加关注人民群众的精神卫生和心理健康，为了规范心理健康服务行业，国家出台了多重政策，以鼓励和推进心理健康服务行业的持续健康发展。

2016 年 8 月 19 日，全国卫生与健康大会提出："要加大心理健康问题基础性研究，做好心理健康知识和心理疾病科普工作，规范发展治疗、心理咨询等心理健康服务。"

2016 年 8 月 26 日，中共中央政治局会议审议通过《"健康中国 2030"规划纲要》，从国家战略高度重视心理健康。

2016 年 12 月，国家卫生和计划生育委员会、中宣部等 22 部委联合发布《关于加强心理健康服务的指导意见》，这是我国首个加强心理健康服务的宏观指导性意见，对于加强心理健康领域社会工作专业人才队伍建设、推动心理及健康领域社会工作实务发展具有重要意义。

2017 年 10 月，党的十九大提出："加强社会心理服务体系建设，培育自尊自信、理性平和、积极向上的社会心态。"增强了社会各界对心理健康的重视。

2018 年 10 月 10 日，第 27 个"世界精神卫生日"，国家卫生健康委员会呼吁大众关注心理健康，并邀请众多明星共同发声。

2018 年 11 月，国家卫生健康委员会等 10 部委联合发布《关于印发全国社会心理服务体系建设试点工作方案的通知》，推动社会心理服务体系建设。

政策的发布，在一定程度上刺激了行业的发展。近年来，心理健康服务机构如雨后春笋般出现在市场上。

即问即答： 为什么近年来国家越来越重视呼吁全社会关注心理健康？

三、服务机构

目前，我国的心理健康服务机构，主要有以下几种类型。

· 医院的精神科、心理科。主要存在于医疗机构当中，常见于在精神卫生体系当中，主要是为普通人群、心理行为问题人员及精神疾病患者提供心理咨询、心理治疗和其他精神卫生服务等门诊。

· 学校的心理健康服务机构。包括大学、中学、小学的心理健康服务机构。这是针对在校学生和在职人员开设的心理服务机构，有些还会涵盖教职工的家属。

· 公益性心理健康援助机构。通常是由热心公益的社会各界人士号召组成，以公益形式存在，为各种遭遇心理压力、创伤事件的人士及亲友提供援助。这一机构的专业人士组成可能和别的服务机构有所重叠。

· 残联、妇联的心理援助机构。侧重于特定人群的心理健康服务，残联针对残疾人提供相应服务，而妇联则主要是为妇女和儿童提供心理健康服务等。

· 社会化心理服务机构。服务对象一般是有心理困扰的人群，主要提供心理咨询、心理援助服务。

· 互联网＋心理服务平台。依托互联网技术而存在的心理健康服务机构，通常可以提供心理科普、在线心理咨询、心理援助、心理热线等多种服务。服务面广，但是同样也面临着新滋生的行业乱象，例如从业门槛问题、伦理问题等。

即问即答：如果你或亲属面临心理问题，你会选择或推荐到哪一类机构？

以上六类是国内心理健康服务机构的主要构成类型。国内可能较少见到国外的个人执业情况，即便是存在，也缺乏相应的监督管理制度，这是目前的一大欠缺。

根据"简单心理"平台统计，"心理咨询"注册公司快速增长，截至 2018 年年底，心理咨询师二级、三级证书持证人员达到近 120 万人（此项考试已于 2017 年 9 月取消）。心理健康服务作为一种专业帮助，已经越来越被大众所认可。根据数据显示，知乎"心理咨询"话题关注者达到了 72 万人，"简单心理"平台心理问题和心理热线使用人数持续增长，在该平台付费咨询的来访者也是不断跃增。

互联网的介入，更加拓宽了心理健康服务行业的发展。有调研提示，有 40.00% 的受访者愿意接受互联网平台的心理咨询，超过了传统的高校心理咨询（38.00%）、传统心理咨询机构咨询（23.00%）等。而有 57.48% 的心理咨询师已经选择入驻互联网平台。互联网的特殊性，在一定程度上激发了求助群体的求助热情，因为互联网会让患者认为自己在求助过程中是足够隐蔽的，不容易被周遭的人发觉。

即问即答：互联网心理服务可能出现的问题是什么？

四、求助群体

有报告显示，国内大众较前几年，更加关注自己的情绪状态，并且更愿意积极主动地寻求帮助。这对于行业而言，是一个积极的促进因素。数据显示，45%的女性和34%的男性，总是关注自己的心理/情绪状态，而这其中，82%的女性和67%的男性，在觉察到自己有情绪困扰的时候，会主动求助。目前而言，大众遇到情绪问题时，最常选择的求助方式是：阅读心理专业书籍、上网查找相关资料和求助专业心理咨询师。其中，阅读心理专业书籍被选择最多（62%）。但仍有一定比例的人觉得自己是不需要帮助的。

相对而言，女性的求助欲望或者求助趋势会更强烈。"简单心理"平台2014—2018年的数据显示，不论是咨询师还是求助者，都是以女性为主。而在付费的心理咨询来访者当中，女性占比76.14%，男性占比23.86%。心理咨询师比例中，女性咨询师占比79.46%，男性咨询师占比20.54%。

即问即答：为什么女性心理咨询师或求助者比男性多得多？

心理咨询行业蓬勃发展是近几年的事情，作为一个新兴产业，"80后"和"90后"群体是心理咨询的主力对象，来访者的年龄分布呈不断下降的趋势。鉴于心理健康服务行业的特点，对于国内而言，接触到这个行业且接纳这个行业的，仍然以受教育程度高者为主。故受教育程度较高的群体较愿意接受心理咨询。有平台统计，来访者的学历主要分布在本科及以上（83.52%），其中本科学历和硕士学历的来访者是两个最大的用户群体。而在来访者的特征当中，未婚来访者占比49.70%，已婚和恋爱中的来访者占比则分别为30.25%和16.14%。

心理咨询的来访者普遍来源于经济文化发展水平较高的地域和行业。一线城市（北京、上海、广州、深圳）的人更能积极寻求帮助。而成都、杭州、武汉、天津、重庆五个城市的来访者也在不断攀升。行业分布上，除了在校学生之外，IT、互联网、电子、通信行业和文教行业是来访者较多的行业，政府、非盈利组织、金融、文娱等领域的从业者也比较愿意寻求专业帮助。

即问即答：为什么上述地域和行业的人寻求心理帮助的会特别多？

此外，不同心理问题的来访者，求助的情况也不尽相同，主要以抑郁、焦虑等情绪困扰为主，另外自我成长需求和各种关系带来的压力，也是主要的求助问题。不同年龄阶段的群体，面临的问题也不相同。通常来讲，情绪压力是各年龄段人群共同面

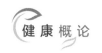

临的首要心理困扰。而"80后"及年龄更大的来访者的心理苦恼，更多来自家庭和亲密关系，"90后"和"00后"则更多来自个体成长方面的压力。

心理健康服务通常不是一蹴而就的，需要更长时间、更多次数的服务。有平台提示，多次心理健康服务一般是用于探索自我、缓解心理困扰等。随着大众对心理健康服务的理解程度的提升，大众的心理咨询次数也在逐年增长，并且大众在心理健康服务上的花费也在逐年增加。有数据显示，人们更愿意为个人成长、解决心理困扰支付费用。当然，不同年龄阶段的来访者群体，在选择心理健康服务的次数和价格上也是不同的。事实上，"70后"和"80后"接受服务的平均次数更多。这可能不仅与"70后"和"80后"的支付能力相关，而且也可能与这个群体心理困扰较多有关。

求助者对于心理健康服务的满意度体现在不同方面，其中对于心理健康服务过程的感受是最重要的部分。从调查反馈看，对于服务提供者是否介绍清楚咨询的设置（即心理咨询师对心理咨询的实际操作过程的具体安排，包括心理咨询师为心理咨询的实施所做的精心设计，一些需要咨询师与来访者共同遵守的基本规则等）等满意度的差异较小，但是对于自己是否被咨询师理解和接纳、是否平等互信等方面的感觉差异较大。

五、心理服务工作者

在具备2000小时以上心理咨询经验的心理咨询师中，出生于20世纪70年代和80年代的心理咨询师占比超过96.82%。同时，越来越多的"90后"心理咨询师通过系统的专业训练，开始加入工作队伍。这和心理行业的发展历程相似。我国心理健康服务行业的爆发式增长是这几年才出现的，相应的从业者年龄相较其他行业分布较为集中，年龄层次相对偏低。

鉴于我国的心理咨询师行业发展仍处于早期阶段，并没有很好地形成学历教育体系，心理咨询相关的学历教育尚未普及，因此心理咨询师的学科背景较复杂，覆盖心理学、心理学与其他学科交叉、文科、商科、工科、理科及其他学科。其中，99.11%的心理咨询师具有本科及以上学历，70.77%的心理咨询师具有硕士和博士学历（含在读），64.44%的心理咨询师在学历教育中具有心理学及相关专业背景。

心理咨询行业的收费情况目前也是五花八门。通常来讲，收费高低和咨询经验是相关的，但是也不一而足。不同经济发展水平的地区，收费的标准相差很大，不同机构的收费设置也是不相同的。例如，在传统的医疗行业，由于收费标准多年未更新，仍处于极低的状态，难以体现心理咨询服务真正的价值。心理咨询收费标准和许多因素相关，其中咨询经验是一个重要的参考指标。有数据显示，300小时经验以下的咨询师，近 80.00% 收费在 300 元 / 次以下；300~500 小时经验的咨询师，97.13% 收费在 500 元 / 次以下；1000~2000 小时经验的咨询师，63.75% 收费在 300~500 元 / 次；2000~5000 小时经验的心理咨询师，47.19% 收费在 500 元以上，其中，4.49% 收费在 800 元以上；5000 小时以上经验的咨询师，则收费普遍在 800 元 / 次以上。心理咨询师群体，全职大约占比 53.29%，兼职大约占比 46.71%，其中，57.77% 的心理咨询师，有除了心理咨询以外的其他收入来源，例如，担任督导、进行授课、提供培训等。

一般来讲，若能力和条件许可，很多咨询师会创建自己的个人工作室，当然现在很多人也愿意加入互联网平台来提供服务。

不同的心理咨询师之间的专业胜任力存在差异。一般来讲，差异主要体现在专业价值和态度、伦理法规与政策、科学知识和方法、反思性实践、循证实践、评估、干预等方面。持续学习是心理健康服务行业的一大特色，许多心理咨询师会报告自己花费在学习上的时间和费用是相当多的。84.47% 的心理咨询师平均每周用于学习的时长在 5 小时以上，其中 29.38% 的心理咨询师平均每周用于学习的时长超过 10 小时，84.82% 的心理咨询师每年用于学习的费用超过 5000 元，每年学习上的费用在 20000 元以上的占 27.68%。75.80% 的心理咨询师报告用于督导的费用每年超过 1000 元，其中，花费超过 10000 元的占 33.65% 以上。

总体而言，目前我国的心理健康服务行业还处于行业早期发展阶段。需求仍然没有被完整开发，许多潜在的需求者仍然不敢发声，不敢寻求帮助；在从业人员方面，规范化、专业化程度不足，从业队伍急需规整，仍然有待发展壮大。

即问即答：根据心理健康服务行业的现状，如果要在此行业创业，可以从哪些领域切入？为什么？

第四节　如何保持心理健康

随着中国步入社会主义发展新阶段，我们不仅要进一步发展经济，使全体人民走上共同富裕的道路，而且还要持续地提高人民群众的幸福感。心理健康事关个体的幸福、家庭的和睦、社会的和谐，因此值得全社会予以高度关注。

那么，我们怎样才能保持心理健康呢？中国自古以来就比较重视心理健康，在长期的心理健康维护实践中，形成了非常丰富的心理健康思想。如：注重身心协调，把心理作为"整体人"的组成部分；强调"时中"的中庸思想，把"平"作为心理健康的标准；讲究人际关系和谐，注重"群"在心理健康中的作用；主张调息静养，通过"静"的方式来维护心理健康。① 在西方，则主要得益于专门研究人类心理现象及其影响下的精神功能和行为活动的科学——心理学的发展。

一、理论指导：心理学对心理健康的认知

　　德国心理学家艾宾浩斯曾这样描述心理学的发展历程："心理学有一个漫长的过去，但只有短暂的历史。"尽管心理健康问题在人类漫长的历史中一直陪伴着每一个人，但直到19世纪中叶以后，心理学才随着自然科学的迅猛发展具有了成为独立学科的可能。1874年，《生理心理学原理》一书的问世，标志着心理学从哲学中分化出来，成为一门独立的科学，并开始了蓬勃发展的历程。而自从心理学进入大众视野后，心理健康就一直是与个人生活最贴近的议题，如何保持心理健康引起了大众广泛的兴趣和讨论。

　　早期的应用心理学和精神病学主要着眼于心理疾病和弱点，并致力于了解和帮助那些生活在痛苦中的人们。根据心理学家们的不懈努力，现在我们可以测量抑郁症、精神分裂症、酗酒等症状，并做出相当精准的描绘。我们不仅知道了这些问题是怎么发展出来的，更重要的是我们知道该怎样去治疗这些疾病。

　　但是，"积极心理学之父"马丁·赛利格曼指出：到目前为止，所有药物和绝大部分心理治疗法都只是治标，是像化妆术一样的障眼法，做到最好也不过是65%的缓解率（例如大量文献证实"有用"的两种抑郁症疗法的缓解率就是65%，而安慰剂效应的范围是45%~55%），所以从统计学上看，它们的治疗效果几乎都是"微弱"的。原因在于：这些疗法不能自我强化，它们的好处会随着时间的推移而消退。②

　　根据传统心理学的研究，心理治疗师的工作是尽量减少消极情绪——用药物或者心理干预，减少人们的焦虑、愤怒或抑郁。马丁·赛利格曼则提出了一种新方法：应对它——学着在悲伤、焦虑或生气时仍然"运转"良好。这就引发了积极心理学的诞生。

　　马丁·赛利格曼指出：如果想要减轻痛苦和构建幸福，应该集合所有减少痛苦的武器，并加上积极心理学。他认为：第一，患者应该被告知，药物和疗法都只能暂时

---

① 潘莉. 中国古代心理健康思想探究. 湖北科技学院学报，2008（2）：108-109, 128.
② 马丁·塞利格曼. 持续的幸福. 赵昱鲲，译. 杭州：浙江人民出版社，2012：42-44.

缓解症状，一旦治疗终止，他们就要做好病情复发的准备。因此，有效地帮助病人在出现症状的时候也能应对并运转良好，必须是治疗中重要的一部分。第二，不能在痛苦减轻时就结束治疗。患者应当学习积极心理学的具体技能：如何拥有更多积极情绪、更多投入、更多意义、更多成就、更好的人际关系。与那些减少痛苦的技能不同，这些技能会越做越顺。它们不仅能治疗抑郁症和焦虑，还有助于预防这些问题。比减轻病症更重要的是，这些技能就是蓬勃人生的含义所在，对每个人的幸福都至关重要。①

即问即答：发泄愤怒和压抑愤怒，哪个更有利于心理健康？

积极心理学致力于探索人类的优势，为我们在日常生活中如何保持心理健康提供了系统而全面的指导。在后文中，我们将运用积极心理学的框架，讨论如何在日常生活中保持心理健康。

二、衡量心理健康的标准：幸福感

心理健康并不只是没有身心失调紊乱的现象，而是一种蓬勃的存在：存在积极的情绪、存在参与、存在意义、存在良好的人际关系，同时也存在成就。目前，一个对心理健康整合取向的定义是：心理健康包括心理幸福感、社会幸福感和情绪幸福感，各幸福感的构成要素如表4-1所示。

表4-1　心理、社会和情绪幸福感的要素

心理幸福感	社会幸福感	情绪幸福感
自我接纳：对自我持有积极态度；承认和接受自我的多面性；感觉过去的生活积极	社会接纳：拥有对人们的积极态度；承认他人和普遍接受他人，尽管他人有时候会做出复杂和令人困惑的行为	积极情感：体验到一些征兆，表明对生活的热情、喜悦和幸福
个人成长：感觉到持续的发展和潜能，对新经验开放；感到越来越有知识和效率	社会实现：关心和相信社会正在朝积极方向进化；认为社会有积极进步的潜能；认为自己/社会正在实现潜能	消极情感：缺乏表明生活不如意和不愉快的征兆
人生目标：在生活中有目标和方向感；过去的生活是有意义的；所持的信念给予了我人生目标	社会贡献：感觉他们可以为当前和社会提供有价值的东西；认为社区重视他们的日常活动	生活满意：欲望与取得成就和成绩的需要之间的差距较小，因而感到满足、平静和满意
环境掌控：感觉能胜任和有能力管理复杂的环境；选择或创建适合个人的社区	社会一致：把社会世界看作是可理解的、有逻辑的和可预测的；关心社会和环境，对它们感兴趣	幸福：拥有普遍的快乐、满足和高兴的情感和体验

---

① 马丁·塞利格曼.持续的幸福.赵昱鲲，译.杭州：浙江人民出版社，2012：51.

续表

心理幸福感	社会幸福感	情绪幸福感
自主：自我决定、独立和自律；抗拒要求以特定方式思考和行动的社会压力；根据个人标准评价自己	社会整合：感觉是社区的一部分；认为他们属于社区、受社区支持和共享共同特性	
与他人的积极关系：拥有温暖、满意和信任的关系；关心他人的福祉；能够体验强烈的同理心、感情和亲密；理解人际关系互惠原则		

资料来源：C.R. 斯奈德，沙恩·洛佩斯．积极心理学：探索人类优势的科学与实践．王彦，等译．北京：人民邮电出版社，2013：64-65.

三、保持心理健康的基本方法：获得幸福感

面对生活中的各种压力，人们会采取各种不同的方式进行缓解。需要注意的是，有些减压方式看起来当时能够舒缓心情，但弊大于利，是不健康的减压方式。例如，吸烟、饮酒、过度购物、沉迷游戏等方式，虽然当时可能带来心情的缓解，但是也会带来更多的身心健康和生活适应问题。依据积极心理学知识，学习科学有效的减压方式，可以更好地应对压力，维护心身健康。

（一）树立健康的认知：保持积极的认知

研究发现，人类拥有的某些优势，如勇气、乐观、人际技能、希望、诚实和毅力等，最有可能抵御心理疾病。对积极认知最有用的几个概念，包括自我效能、乐观、智慧、勇气、专念。其中，自我效能和乐观决定了我们如何看待未来；智慧和勇气是能够让人做出恰当选择和推动追求的重要品质，从而促进个体发展、推动集体利益的提高；专念使人能够专注当下，获得更有深度和目的的存在状态。

自我效能是人们对于他们具备通过自身行动产生合意效果的这种能力的信念，可以描述为：我相信在某些条件下利用我的技能我能做到。低自我效能与抑郁、回避和焦虑相关联；高自我效能有助于战胜进食障碍和物质滥用，增加健康相关行为，减少不健康行为。增强自我效能的五种策略：通过设定目标和逐步实现这些目标构建成功；利用榜样教导人们克服困难；容许个体想象自己有效地行动；由一名值得信任的心理治疗师进行言语说服；教授降低生理唤起水平的技术（例如，冥想、专注、生物反馈、催眠、放松等），以增加更具适应性的自我效能思维的可能性。[①]

---

① C.R. 斯奈德，沙恩·洛佩斯．积极心理学：探索人类优势的科学与实践．王彦，等译．北京：人民邮电出版社，2013：64.

健康小知识

建构自己的优势与美德，可以让你更幸福

积极心理学中总结出一些人类的美德，并把实现这些美德的途径称之为优势。天赋一般是天生的，而美德需要意志力（非本性）与选择性（自己愿意做）。

优势是种心理特质，应该在不同的环境中长期存在。偶尔出现一次仁慈行为并不代表有仁爱美德。优势通常本身就有价值，常能带来好的结果。例如，好的领导能力通常会带来尊敬、升级和赞扬。我们通常可以从父母对孩子的期望中看到什么是优势。大多数父母不会说希望孩子不要心理变态，而可能说希望我的孩子是个充满爱心的人，勇敢、不鲁莽。所谓的优势是大家都想要但不需要做额外解释的东西。

一个人优势的展现并不会减少身旁其他人展现的机会，别人反而会被这种高尚行为所激励，所以优势与美德通常都以双赢的局面出现，当我们遵从优势与美德做事时，大家都可以成为赢家。

美好的生活来自每一天都应用你的优势，有意义的生活则还要加上一个条件——将这些优势用于增加知识、力量和美德上。

培养乐观的态度。心理学家迈克尔·希尔和查尔斯·卡弗在发表于《健康心理学》的重要文章中指出，乐观是"相信好事而不是坏事将会发生"的稳定倾向。塞利格曼提出的习得性乐观理论指出，乐观者更倾向于使用适应性的因果归因来解释消极经历或事件。具体来说，在面对"为什么这件坏事发生在我身上"这一问题时，乐观者较常做出外部的、可变的、局部的归因，而悲观者则更可能做出内部的、稳定的、全局的归因。因此，面对工作测验表现不佳，乐观的员工会说：这次测验，形式有问题（外部归因）；我之前测验都完成得很好（可变归因）；测试检验的只是工作的一个方面，我在工作实践上，表现得还是很突出的（局部归因）。悲观的员工可能会说：我自己把测验搞砸了（内部归因）；我之前测验也很差，一直都很差（稳定归因）；我在工作和生活的其他方面也做得很不好（全局归因）。对于儿童来说，提供安全、一致的家庭环境，更有可能使得他们习得乐观的处世态度；父母解释消极事件时的归因方式，也能够给孩子提供乐观和悲观的榜样。

获得智慧并保持智慧。智慧是关于处世之道和人生意义的专门知识，是计划、管理和理解美好生活的方法和手段。智慧建立在知识、认知技能和人格特征上；需要理解文化和周围环境；通过接触有智慧的角色榜样，智慧得以逐渐发展；知识、批判性思维、人格、动机和环境背景是智慧的前因；智力、创造性、对经验的开放性、心理感受性、生活经验形成"协奏"，共同产生智慧。

与智慧类似，勇气也是一种普遍的美德。勇气是面对恐惧和压力时的毅力，它可

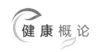

以帮助人们面对挑战、战胜疾病和恐惧。心理学家奥伯恩等认为，"心理上禀赋的勇气是指这样一种认知过程，在这个过程中定义风险、识别和考虑其他行动，并且不顾潜在的负面后果选择采取行动，以努力为自己或他人获得'好处'，同时认识到想要的好处不一定会实现。"同时他把勇气分为三类，分别是：

· 身体勇气。追求社会看重的目标时，克服恐惧、忍受风险，为维护社会利益而表现出的行为（如消防员从着火的大楼里救出小孩）。

· 道德勇气。面对争执、不赞同或被拒绝的不安时，表现出符合道德观的真挚行为（如在学校里见到被欺负的同学时挺身而出为之发声）。

· 生命力勇气。面对疾病或残疾时表现出来的韧性和毅力，即使未来或结果无法预料（如接受器官移植的病人坚持接受强化治疗，即使无法确定以后的发展情况）。

有目的地实时寻求最佳体验，会给我们带来喜悦和自我实现感。在日常生活中，这些积极的追求可能会带来基于胜任感和幸福的心智健康。专念是对新奇的主动搜索，对新奇开放，对情境和视角敏感，而不专心是被动地对日常生活心不在焉。专念包括培养对日常事件和身体与心理感受的认知，需要我们克服在日常生活中降低不确定性的愿望；克服实施自动行为的倾向；不那么频繁地评价自己、他人和情境。在实践中，专念被简洁地描述为无偏向地注意内部和外部环境中的所有刺激。专念的具体实践方式包括：

· 不评判：每时每刻无偏地见证和观察当下，不进行评价和归类；

· 不奢求：非目标取向，不执着于一定要个什么结果或成绩，不强求；

· 接纳：开放地看待和承认当下的事情；接纳不代表被动或放弃，而是清楚地理解当下，以做出更有效的反应；

· 耐心：允许事情按步调展开，对自己、他人和当下时刻有耐心；

· 信任：信任自己、自己的身体、直觉、情绪，以及相信生活正以其应该的样子展开；

· 开放：就像第一次接触时那样看待事情，注意当下的所有反馈，创造可能性；

· 随缘：不留恋，不执着于思想、情感和体验，但放开不意味着压抑。

（二）保持健康的情绪：提升情绪幸福感

情绪幸福感，也称为主观幸福感，是指拥有积极情绪，且对生活满意，较少有消极情绪。

即问即答：恐惧、悲伤和愤怒等消极情绪是否一无是处？

健康小知识

专念于呼吸和静坐——冥想

专念于呼吸和静坐（冥想）有助于放松和集中意识。每天仅仅 5 分钟就可以让你感觉更振作和更有活力。以下是练习专念的呼吸和静坐的一些指南：

1. 留出专门的时间和地点来"什么都不做"。

2. 采用警觉和放松的身体姿势。

3. 冷静地看待你的心理反应和习惯。

4. 在吸气时默数"1"，在呼气时默数"2"，吸气时默数"3"，等等，注意你的呼吸。当你数到 10 时，返回数字 1（如果超过了数字 10，那么你知道自己走神了）。

5. 当你走神时，指出它偏向了哪里，并回到呼吸上来。

6. 一旦你练习过专心于呼吸，你就可以使用感觉、声音或者监控思维来作为专注点。

你无法避免生活中的压力情境，但是你可以控制对它们的反应，专念练习可以帮助你。

资料来源：C.R. 斯奈德，沙恩·洛佩斯．积极心理学：探索人类优势的科学与实践．王彦，等译．北京：人民邮电出版社，2013：229.

人类之所以能够在残酷的大自然进化中生存下来，与消极情绪有很大的关系。消极情绪——恐惧、悲伤和愤怒，它们是人类应对外界威胁的第一道防线，它们使我们进入战斗准备：恐惧是危险靠近的第一个信号，悲伤是即将失落的信号，而愤怒则是被侵犯的反应。消极情绪使我们战胜或远离危险、失落或侵犯。从进化的角度来看，危险、失落和侵犯都会威胁到我们的生存，只有那些能感受到最强烈消极情绪的人类，才能在争斗中幸存下来，成为我们的祖先。因此，人类的遗传偏向于消极情绪。

人类的遗传偏向于消极情绪并不意味着人类没有积极情绪，实际上人类积极情绪同样存在，只不过需要我们有意识地进行挖掘和激发。冷漠、消极的情绪会激发一种挑剔的思维方式：集中注意去挑毛病，然后宣判出局。但积极情绪可以使我们从完全不同的角度去思考，脱离消极的思考方式。积极情绪可扩展我们的心智和视野，增加我们的包容性和创造力。有很多证据表明，积极情绪可以预测健康状态。积极情绪还可以对抗不幸，让你拥有更多的朋友和更好的社会关系。

即问即答： 消极情绪与什么样的工作最搭，积极情绪呢？

积极情绪可以是有关过去、现在和未来的。对未来的积极情绪包括乐观、希望、信心和信任；对现在的积极情绪包括欢乐、狂喜、平静、热情、愉悦，这些情绪是人们在谈到幸福时常用的字眼；对过去的积极情绪包括满意、满足、成熟感、骄傲和平静。以上三种情绪是不同的，而且不一定紧密联系。虽然我们希望在过去、现在和

健康小知识

洛萨达比例：积极情绪与消极情绪应保持适当比例

根据著名心理学家、积极心理学领域的先锋人物芭芭拉·弗雷德里克森的研究指出，在职场，当一家公司的积极情绪与消极情绪的比例大于 2.9∶1，公司就会蓬勃发展；低于这个比例时，公司的经济状况就不好。他们将 60 家公司作为研究对象，其中 1/3 的公司生意红火，1/3 的公司运转得还不错，剩下的 1/3 正面临破产。他们将这 60 家公司开会时的所有对话录下来，对每个句子根据积极或消极词语进行编码，最后得到了这一结论。当然，也不能过度追求积极。生命是一艘船，积极情绪像船帆，消极情绪像船舵，比例超过 13∶1，船就没有了船舵，再积极的船也会漂浮不定。

约翰·戈特曼用同样的统计方法统计了一对夫妇在一个周末的谈话，发现如果积极和消极的比例低于 2.9∶1 就意味着这一对夫妇快离婚了。要想获得紧密和充满爱的婚姻，两者的比例需要达到 5∶1——即你对配偶的每句批评都要配有 5 句积极的话。两者的比例长期为 1∶3 的夫妇，则将面临一生绝对的灾难。

资料来源：马丁·塞利格曼.持续的幸福.赵昱鲲，译.杭州：浙江人民出版社，2012：61-62.

未来都很幸福，但世事常不如人愿。所以我们需要通过改变自己对过去的消极看法、重视当下的积极体验以及对未来的积极期望，来将自己的情绪导向积极并变得更幸福一些。

对过去的情绪完全由你对过去的看法决定，感恩和宽恕可增加过去的积极情绪。弗洛伊德认为，我们一生中每一个心理事件，完全是由我们的过去决定的。而现在有很多研究表明，童年事件决定成年后人格的说法并不完全成立。过去的事不能决定你的未来，不要把自己桎梏在过去。事实上，对过往的美好时光不能心存感激和欣赏，对过去的不幸夸大其词、念念不忘，这两种行为是我们面对过去得不到平静、满足和满意的罪魁祸首。逃离这种误区的两种方法是：感恩和宽恕。感恩能增加生活满意度，是因为它将过去美好的记录放大了；宽恕则可以让我们在不改变记忆的情况下，转换、去除伤痛与仇恨，从而提高生活满意度。

选择追求"满意"而不是"愉悦"，可以让你现在的生活更美好。眼前的幸福感主要包括愉悦和满意。愉悦有很强的感官和情绪特点，不需要思考；满意是做了我们最喜欢做的事而带来的感觉，它不一定伴随着愉悦，但它会使我们沉浸在其中，给我们带来更持久和更深远的幸福感。愉悦是即时的、来自你的感官，而且是暂时的。人类的进化已使感觉器官直接跟我们的积极情绪连在一起，触觉、味觉、嗅觉以及身体的动觉、视觉和听觉都可以直接激发愉悦。打破习惯化的陋习，通过品味和专念可增加生活中的愉悦。我们天生对新奇的东西敏感，把能带给你愉悦的事情分隔开一定的时间，可避免习惯化；而跟他人分享愉悦，保留能唤醒愉悦记忆的东西，祝贺自己，打开所有感觉器官，专注于体味细节，可让你更好地感知愉悦；放慢脚步，用心去感受生活，用新的角度去观察世界，这些都可以让我们获得更多的愉悦。但愉悦只是消费而不是投资幸福，满意才是投资幸福。现在有越来越多的年轻人有抑郁症状，其中的原因之一可能就是过度追求暂时的快乐（愉悦），而不注重追求满意。满意无法从身体的愉悦中获得，也无法来自任何捷径，它只有在高尚的行为完成后才会自然产生，它来自于个人优势与美德的施展。做有挑战性且需要技术的事情，集中注意力，有明确的目标，能得到即时的反馈，有能够掌控的感觉，忘我投入，这些都有助于我们获得满意。

即问即答：满意和愉悦有什么区别？"沉溺于自我感觉"是否有利于健康？

通过反驳学会乐观和希望，可提升对未来的积极期望。在面向未来时，我们难免会担心未来的不确定性和可能出现的挫折，而乐观和希望可以帮助我们在遭受打击时对抗沮丧，在面对挑战时表现良好。乐观是一种可以掌握的技巧，培养乐观情绪的方法就是指认出自己的悲观想法，并且反驳它。具体可以用 ABCDE 模式去指认出自己的悲观想法并反驳它：A（adversity）代表不好的事，B（belief）代表当事件发生时自动浮现的念头、想法，C（consequence）代表这个想法所产生的后果，D（disputation）代表反驳，E（energization）代表你成功进行反驳后所受到的激发。我们往往能够轻易地反驳别人对我们不实的指责，但却很难反驳自己对自己的指责。通过询问以下问题：这个想法的证据是什么？还有没有其他原因导致了这一问题？这个糟糕的情况最有可能导致的后果是什么？这个情境可以改变吗？我应该如何改变它？等等。我们可以有效地反驳自己，为不幸的事或想法找到暂时的和其他的原因，从而重新建立对未来的乐观与信心。

（三）构建健康的关系：妥善处理家庭和社会的关系

除了个人的情绪和认知，保持心理健康也需要一个健康的社会支持系统。其中，家庭和社会关系是我们每个人接触最多的社会支持。

在家庭中，依恋和爱都是积极关系的重要组成部分。婴儿与照料者之间的依恋形成了未来关系的基础，而成人依恋的质量与健康关系的发展密切相关。爱则常常被认为是关系质量的标志之一。

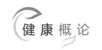

依恋是从婴儿出生的那一刻起就可能开始的一个过程。它是在婴儿与照料者之间形成的一种情绪联结，它让人们在身体上保持接近。对学龄前儿童的研究表明，有安全依恋的儿童更能应对亲子分离，更容易与陌生人相处；不安全依恋的儿童在与成人交谈时不善言辞，并会影响其成年后的人际关系。一个人小时候和周围大人的关系，会高度影响一个人长大后和自己的关系，表现为通常会用小时候大人对待我们的方式，来对待自己。例如，我们责备自己的语言，可能与父母责备你时使用的语言相同。同样的，我们也常常会不自觉地重复我们父母的情感模式，很多时候，我们对待别人的态度，仍然像对待我们自己的母亲或父亲一样。正因为如此，在婴儿期建立安全的依恋关系，对一个人一生的心理健康都具有重大的影响。

根据巴塞洛缪和霍罗威茨（Bartholomew & Horowitz, 1991）[1] 的描述，成人依恋主要分为四种类型：

· **安全型依恋**。在情绪上容易和他人亲近，无论是依赖别人还是让别人依赖自己，都觉得舒适。不担心别人不接受自己，也不担心独自一人。

· **疏远型依恋**。没有亲密感的情感关系让他们感到更舒适，不愿依赖别人，也不愿让别人依赖自己。独立和自力更生很重要。

· **沉迷型依恋**。希望与他人有完全的情绪亲密感，但常发现别人不愿如自己希望的那样亲近自己。没有亲密关系会让这类人不舒服，经常会担心别人重视自己的程度没有自己重视别人的程度高。

· **恐惧型依恋**。和他人亲近让我不舒服，想要有亲密的关系，但发现自己很难完全信任或依赖他人。常担心如果自己和他人过于亲近会被伤害。

每个人都会发展并保持一种依恋模式，根据我们的早期经历，我们每天都在加工新的社会和情绪刺激。依恋模式决定了我们如何与身边的人相处，也决定了我们从这些关系里面获得什么，以及爱的深度。安全型成人依恋，以低依恋回避和低依恋焦虑为特征，这类人对情绪亲密感觉舒适，并且一般不担心会被他人抛弃，从而有利于保持心理健康。

---

① Bartholomew K, Horowitz L M. Attachment style among young adults: A test of a four-category model. Journal of Personality and Social Psychology, 1991（61）：226-244.

建立专注的情感联结

用心经营的感情健康而持久。这种观点让爱荷华大学的社会心理学家约翰·哈维和他的同事发展出了专念关系的五成分模型。专念是"人们相互了解的过程，包含关系中人的不歇的彼此关联的思想、情感和行为"。表4-2总结了如何运用此模型增强彼此间的亲密关系。

表4-2　建立专注的情感联结

专念关系五成分	适应性的关系行为	非适应性的关系行为
了解和被了解：关系中的每个人都想知道对方的希望、梦想、恐惧、脆弱和不确定性，优先了解对方	通过深入的了解过程，伴侣双方在寻求了解对方和被对方了解的过程中步调一致	在寻求了解对方和被对方了解的过程中，一方或双方出现步调不一致
对行为做出促进关系的归因：把积极行为归因为特质性的原因，把消极行为归因为外部的、情境性的原因，即往好处想	伴侣双方都用获得的信息来增进感情	不使用在彼此了解过程中获得的信息，或者没有积极地使用它们（可能用来伤害对方）
接受和尊重：需要一种同理心联结和精细的社交技能，能接受彼此的优点和弱点	伴侣双方接受他们所了解的信息，并尊重所了解的这个人	对所了解的信息的接受度很低，对另一半也不够尊重
专念的互惠性和连续性：双方都主动参与和投入到加深关系的想法和行为之中	双方有愿望继续这一过程，并且无限期地进行下去，从而使得彼此的思想、感情、行为同步和协同	一方或双方没有意愿参与总体的专注过程，或者偶而参与；双方很少有同步性和协同性
相互欣赏：伴侣双方及时地在关系中发展出自己是特别的以及被欣赏的感觉	伴侣双方及时地在关系中发展出自己是特别的以及被欣赏的感觉	一方或双方不能在关系中发展出自己是特别的以及被欣赏的感觉

资料来源：C.R.斯奈德，沙恩·洛佩斯.积极心理学：探索人类优势的科学与实践，王彦，等译.北京：人民邮电出版社，2013：284-286.

在人际关系中，利他、感恩和宽恕这些特质能帮助人们更稳定、更和谐地生活在一起，并对生活更加满足。如表4-3所示，在我们的日常生活中，如果你愿意付出、习惯感恩、能够宽恕，你与伴侣、同事、朋友的关系将会更融洽，你也将会获得更高的生活满意度。

表 4-3　日常生活中如何运用利他、感恩和宽恕

	爱	工作	游戏
利他	为另一半做点事，在两个人的关系中培养一种利他感，创造一种更愿意为对方付出的气氛	在工作或学习中，利用你的优势和才干去帮助他人	游戏及娱乐活动应有一种自由感。在邀请其他人来玩你喜欢的游戏时，要让他们有这种自由的感觉
感恩	不要把伴侣做的好事视为理所当然，要说谢谢。你对伴侣所表达的谢意，使这种相互关心在感恩的气氛中持续存在	在管理中，感恩的运用甚至比金钱的奖赏更重要。如果你领导一个小组工作，请每天对组员的贡献表示感谢	有时候我们能体验到别人的快乐。当身边的朋友和家人玩得开心时，不要羞于表达你对这种"快乐时光"的感恩
宽恕	如果有人犯了错，我们需要用宽恕来维持关系。在困难时期，试着去当伴侣/朋友中那个宽宏大量的人吧	如果员工知道无意的错误可以得到原谅，他们就会更勇于尝试、更乐意创新、更努力工作	尽量原谅游戏中的小犯规。不要让这些小事影响了相互的好心情

资料来源：C.R.斯奈德，沙恩·洛佩斯. 积极心理学：探索人类优势的科学与实践，王彦，等译. 北京：人民邮电出版社，2013：267.

即问即答： 为什么有些人能做到利他、感恩和宽恕，有些人却做不到？

健康小知识

利他、感恩、宽恕和同理心

利他：是旨在让另一个人受益的行为，如从事志愿者工作去帮助他人。利他行为能被个人利己动机所驱动（如想获得社会赞赏或自我赞扬，想避免不提供帮助可能导致的惩罚，想减少在看到他人经历创伤时的个人痛苦），或者它是由"纯粹的"同理心所引发。

感恩：感恩涉及的是领会和品味日常生活事件和经历的倾向。加州大学戴维斯分校的著名研究者罗伯特·埃蒙斯认为：人类在认识到他人以一种对他自己造成损失、对接受者有价值、以一种有意的方式行事，从而使得自己获得积极结果时，感恩就会出现。

宽恕：学者们对宽恕的定义不一，但都认为宽恕对人是有益的。对宽恕相对狭义的定义是：受害者受到他人的伤害后，自愿地放弃怨恨侵犯者、对侵犯者进行负性判断和采取冷漠行为的权利，而是培养对他的同情、宽大甚至关爱。宽泛的定义则认为：宽恕是指受害者从对侵犯源的负性情感联结中解脱出来。侵犯源可以是自己、他人或情境。很多心理疾病来源于不宽容，宽恕就是给人机会，给自己机会，"化干戈为玉帛"，解怨解结，消除疾病。

同理心：是感知他人状态时的情绪反应。同理心不是对他人情绪的模仿式复制，而是需要有一种对他人的恻隐之心。让人更频繁地与需要他人帮助的人接触，或者指出相互之间明显的不同等，可让人产生更高的同理心。

资料来源：根据 C.R.斯奈德，沙恩·洛佩斯. 积极心理学：探索人类优势的科学与实践，王彦，等译. 北京：人民邮电出版社，2013整理而成。

利他、感恩和宽恕是人类最美好的三种行为，同理心则是这些行为的重要前提。当我们能对他人有同理心时，我们就可能帮助那个人，对他的行为表示感恩，或宽恕他的侵犯。

即问即答： 为什么有时候我们并不对帮助我们的人说声"谢谢"？

更友善、更温和的人类意味着，我们每个人都会理解对方的行为，体会到彼此的痛苦和悲伤。在帮助他人时，我们也会因自己的行为感觉良好。当然，在教给孩子尊重时，同理心也是一个很重要的方面。我们的孩子会因为他们的理解和同情而对自己产生好的感觉，并且和他人愉快相处。确实，积极心理学的许多未来将会建立在这样的基础之上：人们要注意到他们自己的利己需要，同时还要和他人相处愉快、尊重他人。关系是积极心理学的核心，我们的目标是更"文明"的人类，在这个世界里，人与人之间的利他、感恩和宽恕并非遥不可及，而这些都让我们生活在一个更加健康的心理状态中。

戴维·迈尔斯：提升生活幸福感的十大方法

戴维·迈尔斯在其 1993 年出版的《追求幸福》一书中提出了提升生活幸福感的十大方法。

（1）认识到持久的幸福并非来自成功或财富。人们会适应环境的改变，甚至包括财富或残疾。因此，财富就像健康：绝对没有会很悲惨，但是有了它（或者其他我们渴望的任何东西），并不一定能保证会幸福。

（2）掌控时间。幸福的人感到能掌控自己的生活，常常因为他们能掌控自己的时间。控制时间有助于目标的设定和把目标分解成每天的小目标。虽然我们常常高估自己在一天内能做多少事（这让我们很挫败），但我们一般会低估自己在一年内能完成多少事情，因为每天都能够取得一点进步。

（3）快乐行动。通过行动让自己进入某种心境。做出微笑的表情，你会感觉更好；当你愁容满面时，世界就会很灰暗。所以，记得让脸上有笑容。与人交流时感觉到你是自信、乐观、外向而友好的，这些行为能引发相应的情绪。

（4）从事能够发挥你技能的工作和休闲活动。幸福的人经常处于一种"流畅感"的状态。投身于既让他们感到有挑战性又不会让他们感到挫败的任务中。

（5）投入到真正的"运动"（有氧运动）中去。大量研究表明，有氧运动不但能促进健康和带来活力，也能消除轻微的抑郁和焦虑。

（6）充足的睡眠。幸福的人过着活跃而精力充沛的生活，但是他们还是留出时间来补充睡眠和独处。

（7）重视亲密关系。与那些非常在乎你的人保持亲密的友谊能帮助你渡过困境。信任有益身心。精心呵护你的亲密关系：不要认为他们对你好是理所应当的，在他们面前也要像你对他人那样友善，肯定他们，与他们一起玩耍，一起分享。

（8）不要只关注自我，帮助那些需要帮助的人。幸福会增加助人行为，反过来做好事也会让人感觉良好。

（9）心存感激。那些每天对生活中的积极方面（健康、朋友、家庭、自由、教育、理智、自然环境等）表达感激的人会体验到更高的幸福感。

（10）培养精神自我。对许多人来说，信仰提供了一种社会化的支持，让自己不再有理由只关注自己，并且获得了目标感和希望感。

思考题

1. 生理健康与心理健康之间是怎样的关系？

2. 心理因素主要通过什么途径影响人的生理？

3. 请列举出五种常见的心理疾病，并描述其症状及危害。

4. 我国的心理健康服务处于哪个发展阶段？为什么？

5. 我国目前的心理健康服务业存在的主要问题有哪些？

6. 如何才能保持心理健康？

主要参考文献

[1] 艾弗·J.本杰明等.西氏内科学精要[M].9版.王辰,郑金刚,主译.北京:科学出版社,2019.

[2] C.R.斯奈德,沙恩·洛佩斯.积极心理学:探索人类优势的科学与实践[M].王彦,等译.北京:人民邮电出版社,2013.

[3] 丁文龙,刘学政.系统解剖学[M].9版.北京:人民卫生出版社,2018.

[4] 弗朗西斯·显凯维奇·赛泽,埃莉诺·诺斯·惠特尼.营养学——概念与争论[M].13版.王希成,王蕾,主译.北京:清华大学出版社,2017.

[5] 国家体育总局.全民健身指南[M].北京:北京体育大学出版社,2019.

[6] Huang Y. Prevalence of mental disorders in China-Author's reply[J]. Lancet Psychiatry. 2019, 6(6): 468.

[7] 蒋文华.神经解剖学[M].上海:复旦大学出版社,2002.

[8] 金国琴,柳春.生物化学[M].3版.上海:上海科学技术出版社,2017.

[9] 李采丰,孙超.健康体适能评定与运动处方制定阐析[M].北京:科学出版社,2018.

[10] 刘格.营养与健康[M].北京:化学工业出版社,2017.

[11] 马丁·塞利格曼.真实的幸福[M].洪兰,译.沈阳:万卷出版公司,2010.

[12] 马丁·塞利格曼.持续的幸福[M].赵昱鲲,译.杭州:浙江人民出版社,2012.

[13] 王庭槐.生理学[M].9版.北京:人民卫生出版社,2018.

[14] 中华医学会精神科分会.中国精神障碍分类与诊断标准(CCMD-III)[M].3版.济南:山东科学技术出版社,2001.

[15] 中国营养学会.中国居民善食指南(2016科普版)[M].北京:人民卫生出版社,2016.

[16] 周华,崔慧先.人体解剖生理学[M].7版.北京:人民卫生出版社,2016.